„Die Pflanze mit Namen Aloe
ist eine wahre Apotheke d… r,
die ganz all…
Krankhe…

The…
gena…

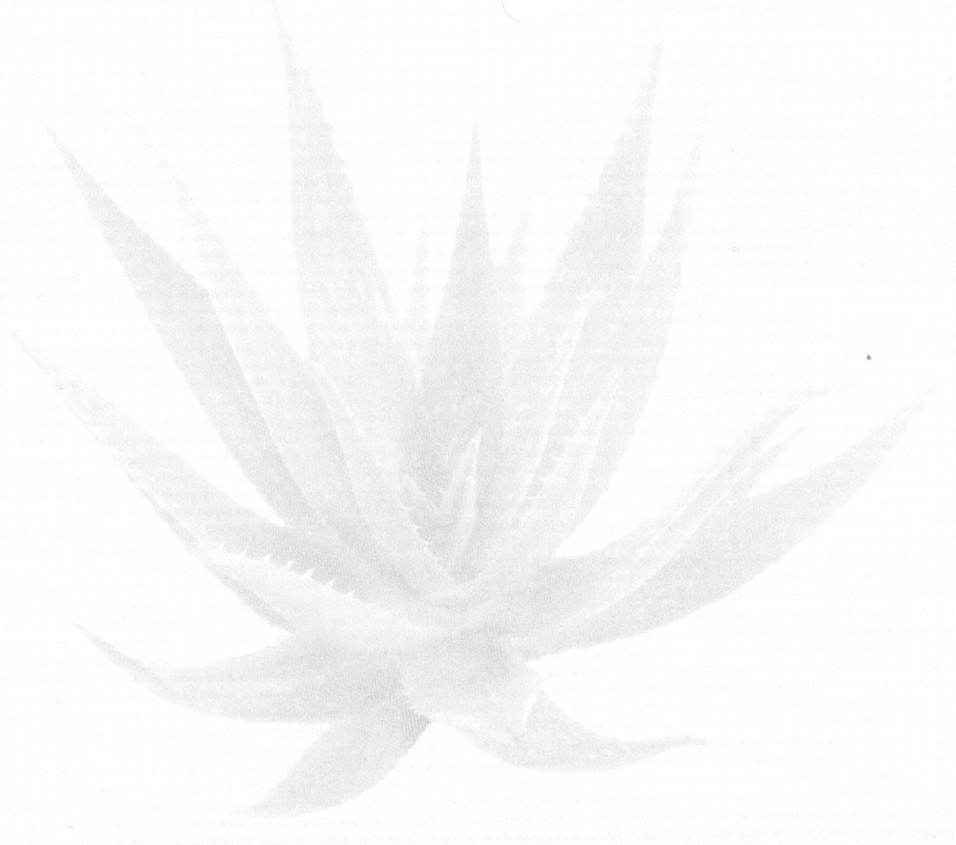

Bildnachweis

Bankhofer: 8, 10, 74, 75, 86, 93

iStock: 11, 18, 20, 22, 27, 28, 30, 34, 35, 36, 40, 42, 44, 48, 50, 51, 52, 58, 60, 62, 64, 66, 67, 68, 70, 76, 80, 81, 82, 83, 84, 85, 88, 89, 90

ISBN 978-3-7088-0445-3

Lobkowitzplatz 1, A-1010 Wien
www.kneippverlag.com

Autor: Prof. Hademar Bankhofer

Lektorat: Dr. Michaela Knirsch-Wagner

Coverfoto: iStock

Fotos: Lizzy Bankhofer, Kneipp-Verlag

Druck: Theiss GmbH, A-9431 St. Stefan

1. Auflage, Oktober 2008

Prof. Hademar Bankhofer

Aloe Vera

Das Elixier für
Gesundheit • Vitalität • Wohlbefinden

Inhalt

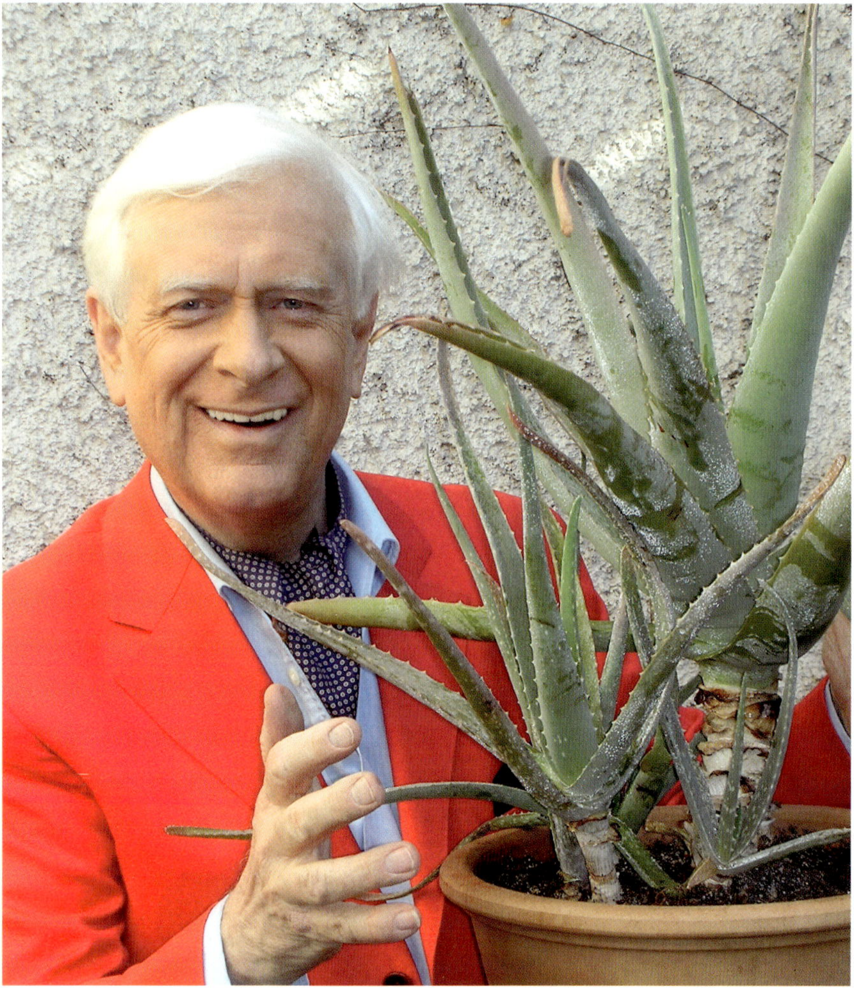

Ein Vorwort

Wie alles begann: Der Geheimtipp eines Chirurgen, eine erstaunliche Autogrammstunde und eine wilde Katzen-Rauferei

Als Medizin-Publizist befasse ich mich nunmehr seit über 35 Jahren mit nahezu allen Themen der Gesundheit. Es ist nicht immer allein die Naturmedizin, die mich in erster Linie fasziniert. Mich interessieren auch viele Schwerpunkte in der sogenannten Schulmedizin. Und da saß ich an einem sonnigen Herbsttag in Salzburg mit einem erfahrenen Chirurgen beisammen und ließ mich über neue Operationspraktiken aufklären. Dabei fragte ich den Mediziner: „Kann der Chirurg eigentlich etwas dazu beitragen, dass der Patient einen Eingriff besser übersteht und sich danach wieder schneller regeneriert?"

Da verriet mir der Chirurg einen Geheim-Tipp: Wenn die Operation nicht überstürzt durchgeführt werden muss, sondern voraus geplant wird, dann empfiehlt er dem Patienten aus langjähriger Erfahrung bis zum Operationstermin jeden Tag 1/8 Liter Aloe Vera Gel aus kontrolliertem Anbau zu trinken. Langsam in kleinen Schlucken. Das stärkt die Immunkraft des Betroffenen und hilft ihm, schneller wieder gesund zu werden. Gleichzeitig sinkt auch das Risiko für Komplikationen. Das war nicht das einzige Mal, dass mir jemand die Aloe Vera so positiv näherbrachte.

Eine Autogrammstunde in der großen Buchabteilung eines Supermarktes in Hamburg: Ich signierte nach einem kurzen Vortrag mein neuestes Buch. Die Menschen standen Schlange. Da baute sich plötzlich vor mir eine elegant gekleidete Dame auf, strahlte mich an und fragte: „Wie alt schätzen Sie mich?“ Ich schaute in ein jugendlich wirkendes Gesicht mit lachenden Augen und meinte: „55 Jahre?“ Sie schüttelte den Kopf: „Ich werde in wenigen Tagen 70!“ Das hätte ich nie gedacht. Ich wollte sofort wissen: „Was machen Sie, damit Sie so jung und vital bleiben?“ Da flüsterte sie mir zu: „Ich trinke jeden Tag etwas Aloe Vera Gel. Das schützt mich und meinen Körper vor all jenen Gefahren, die alt und krank machen! Und es verhindert und bekämpft Entzündungen, die Ursache so vieler Krankheiten!“

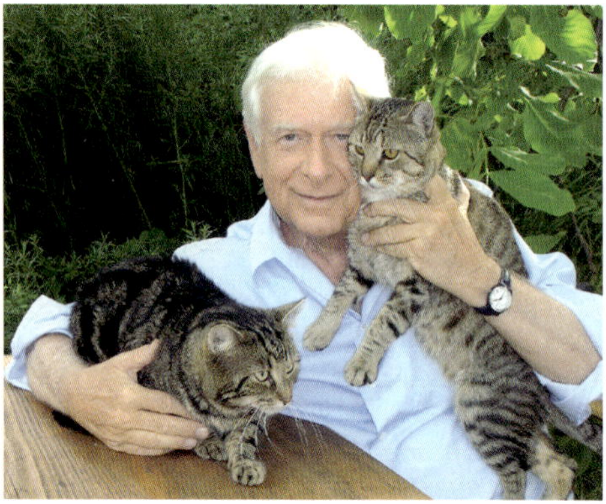

Ein Jahr später. Ein kalter, ungemütlicher Wintertag lag düster über Wien. Bei mir zuhause war es gemütlich und warm. Meine beiden Kater „Timmi“ und „Tommi“ fühlten sich richtig wohl. Und dann geschah etwas Unvorhergesehenes. Ich wollte vor die Haustüre gehen, um zu schauen, ob viel Neuschnee gefallen war, ob es notwendig wäre, Schnee zu schippen. Kaum hatte ich die Türe einen Spalt geöffnet, da schlüpfte blitzschnell ein robuster Kater aus der Nachbarschaft zwischen meinen Beinen hindurch ins Haus und bahnte sich sofort einen Weg in mein Büro. Während „Timmi“ die Gefahr erkannte und hoch auf einen Kasten sprang, um in Sicherheit den Eindringling im Auge zu behalten, war mein „Tommi“ auf Kampf eingestellt.

Sofort lagen die beiden Kater, laut miauend und ineinander verstrickt, auf dem Boden. Die Rauferei war perfekt. Da wurde gebissen und gekratzt.

Meine Frau und ich waren natürlich in Sorge um unseren „Tommi", versuchten mit bloßen Händen, die beiden raufenden Tiere auseinander zu bekommen – was schließlich auch gelang. Allerdings sahen meine Frau und ich aus wie nach einem Blutbad, weil wir Kratzer und Bisse an den Armen und Beinen abbekommen hatten.

Die beiden Kater hatten den Kampf gut überstanden. Doch wir? Was sollten wir tun? Soforthilfe war für uns notwendig. Wir haben im Kühlschrank immer einen Vorratskanister mit Aloe Vera Gel. Damit wuschen wir sofort unsere Wunden aus. Leider hatten wir gerade keinen Vorrats-Kanister und aus diesem Grund konnte ich zwei Bisswunden am rechten Bein nicht mehr versorgen.

Wie gesagt: Das war die Erste Hilfe. Eine halbe Stunde später fuhren wir ins Krankenhaus, wo uns der diensthabende Arzt begeistert lobte: „Es war ganz richtig, dass Sie die Wunden mit Aloe Vera behandelt haben. Damit ist das Wichtigste getan worden: Ein optimaler Schutz vor einer Infektion!"

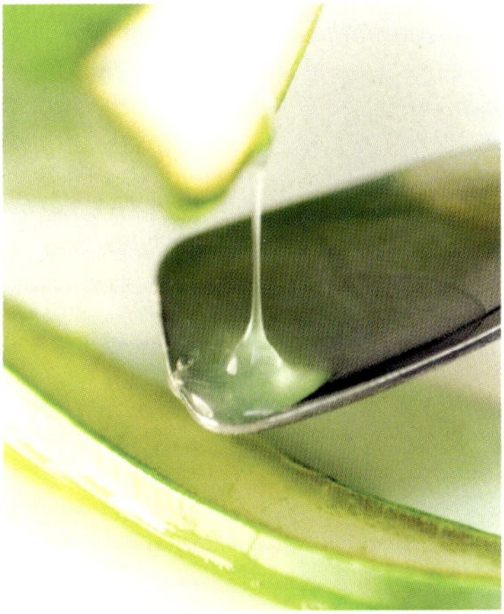

Was soll ich sagen: Die Wunden, die wir sofort mit Aloe Vera ausgewaschen hatten, waren binnen weniger Tage kaum mehr sichtbar. Jene beiden an meinem Bein, für die wir kein Aloe Vera Gel mehr hatten, sahen allerdings schlimm aus. Ich laborierte wochenlang daran. Meine Frau und ich hatten einen neuen Beweis dafür, welche schützende Wirkung die Aloe Vera entfaltet.

Einige Monate später traf ich einen lieben Freund und Journalisten-Kollegen. Ich freute mich, dass er so prächtig aussah, denn ich wusste, dass er ein Jahr zuvor einen schweren Autounfall überlebt und gefährliche Verbrennungen am ganzen Körper davon getragen hatte. Erstaunt sagte ich zu ihm: „Deine Haut sieht wunderbar aus. Ich kann kaum Narben erkennen!" Da erklärte er mir: „Ich hatte großartige Hautärzte, die sich in der Klinik Tag und Nacht um mich gekümmert haben. Außerdem bin ich lange Zeit in einem Aloe Vera Bad gelegen. Die Dermatologie setzt Aloe Vera bei Verbrennungen sehr oft ein. Das garantiert eine optimale Regeneration der Haut."

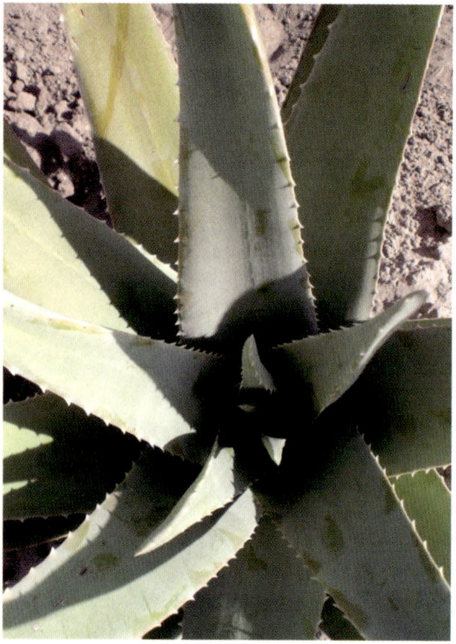

An diesem Tag zog ich mich in die Natur zurück und überdachte all meine Erlebnisse und Eindrücke, die ich zum Thema Aloe Vera gespeichert hatte. Und da wurde mir klar: Das Geheimrezept des Chirurgen, die ältere Dame bei der Autogrammstunde mit dem unverschämt jugendlichen Aussehen, die optimal versorgten Wunden bei meiner Frau und mir nach der Katzenrauferei und die wunderbar regenerierte Haut meines Freundes nach seinen schweren Verbrennungen – das alles war in Summe Motivation genug für ein Buch über die Aloe Vera.

Im Grunde genommen wollte ich schon lange ein Buch über diese faszinierende Pflanze schreiben.

Doch nun wusste ich noch mehr: Ich musste es sogar schreiben! Über die Herkunft und Geschichte der Aloe Vera, über ihre wertvollen Inhaltstoffe, über ihre vielfältige Wirkung bei so vielen gesundheitlichen Problemen, über die praktische Anwendung im Alltag: zur Vorbeugung von Krankheiten, zur Bekämpfung von Alltagsbeschwerden, zur Verbesserung der Lebensqualität sowie für Fitness, Wohlbefinden und Vitalität.

Wobei ich immer wieder betonen möchte, weil viele Menschen die Aloe Vera als „Wundermittel" für alles darstellen wollen. Erstens: Es muss Aloe Vera Gel von bester Qualität sein. Und zweitens: Die Aloe Vera ist bitte keine Wunderpflanze. Sie hat jedoch ganz erstaunliche Fähigkeiten und Kräfte, die unser Leben in vielen Situationen enorm aufwerten können.

In diesem Sinn wünsche ich Ihnen viel Freude beim Lesen dieses Buches und danach viele persönliche, positive Erfahrungen mit der Aloe Vera. Denn bei Naturmitteln sind es in erster Linie die eigenen Erlebnisse und Beobachtungen, die überzeugen.

Herzlichst, Ihr

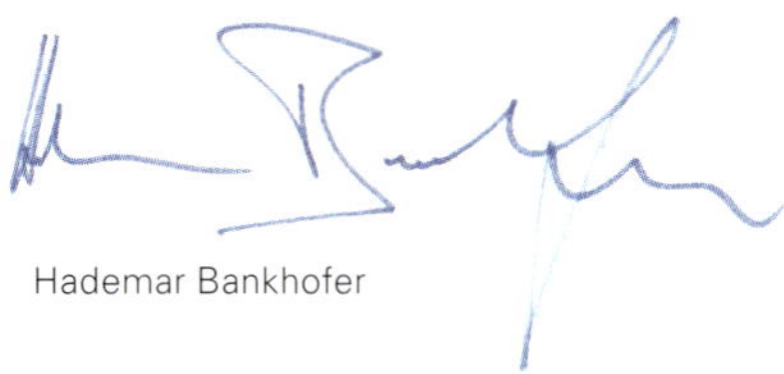

Hademar Bankhofer

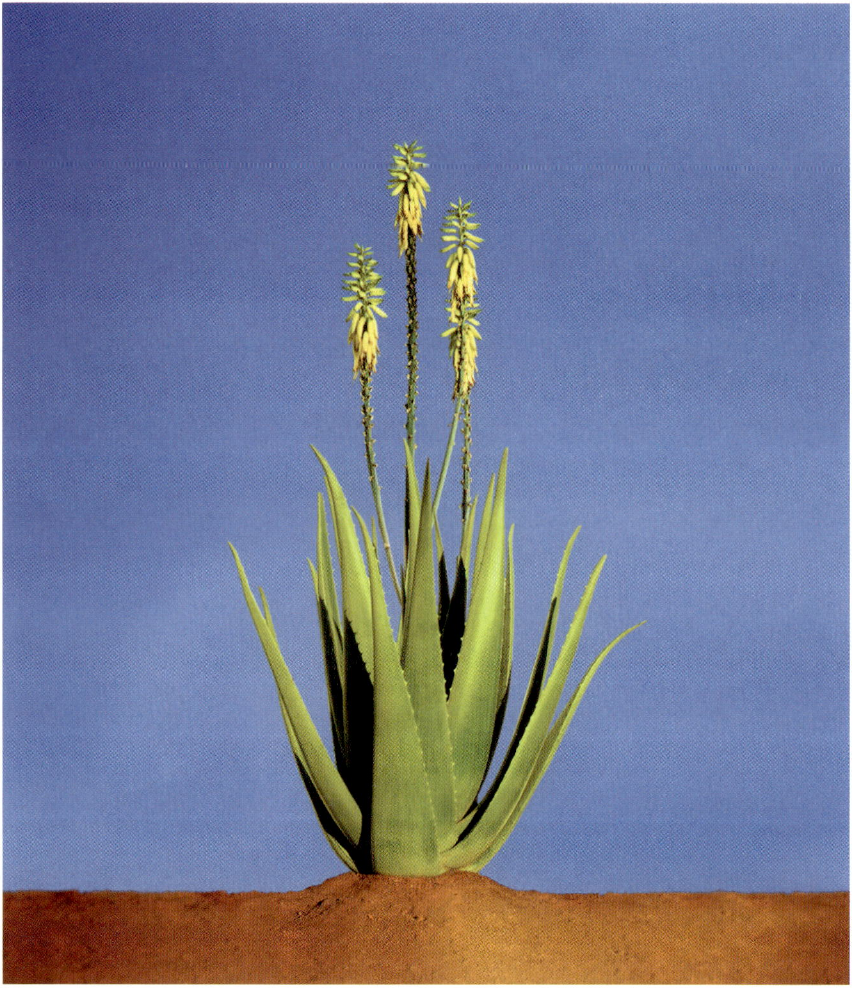

Eine schlichte Schönheit

Aloe Vera, die „Schwester" von Spargel, Zwiebel & Knoblauch

Auf den ersten Blick sieht die Aloe Vera wie ein Kaktus aus. Sie ist davon aber sehr weit entfernt. In der Botanik gilt sie als Liliengewächs, wird daher auch vielfach als „Wüstenlilie" bezeichnet. Exakt zugeordnet ist die Aloe Vera eine nahe Verwandte unseres heimischen Spargels, der Zwiebel und des Knoblauchs. Wissenschaftler haben weltweit rund 300 verschiedene Arten der Aloe Vera entdeckt.

Doch die wertvollste, die in der Medizin und Kosmetik Bedeutung hat, ist die Aloe Barbadensis Miller, auch als die „wahre", „echte" und einzige Aloe bezeichnet.

Sie ist eine der ältesten Heilpflanzen und wächst in Regionen mit heißen, trockenen Sommern und milden Wintern: in Mittel- und Südamerika, Mexiko oder in der Dominikanischen Republik. Sie wirkt nicht sehr spektakulär, ist eine schlichte Schönheit, immergrün und fleischig. Beeindruckend sind auch die leuchtend gelben Blüten.

Die fleischigen, mit Dornen besetzten Blätter erinnern an eine Agave. Und die Blätter sind das Besondere an der sukkulenten Pflanze. Sukkulent bedeutet: Die Blätter mit derber Haut dienen der Pflanze als Wasser- und Nährstoff-Speicher.

Die Aloe ist mit einem hohen Wasseranteil ein großartiger Feuchtigkeitsspender. Doch die wertvollen Inhaltstoffe stehen im Mittelpunkt. Bisher wurden bis zu 160 Wirkstoffe entdeckt und analysiert. Sie alle befinden sich in dem wertvollen Pflanzenmark – auch Gel genannt.

Die Aloe Vera selbst braucht nicht viel Wasser, hält lange Trockenperioden aus und liebt intensive Sonnenbestrahlung. Bei optimalen Wachstumsbedingungen kann die Aloe Vera bis zu 1,5 Meter hoch werden, mit Blüte oft sogar bis zu 2 Meter.

Die Aloe Vera wächst in Regionen mit heißen, trockenen Sommern und milden Wintern – vorzugsweise in Mittel- und Südamerika, Mexiko und der Dominikanischen Republik.

Bis es soweit ist, vergehen 3 bis 5 Jahre. Erst dann findet man im Gel der fleischigen Blätter alle Nährstoffe und Wirkstoffe ausgereift. Wenn man also eine Aloe Vera zuhause im Topf großzieht, darf man frühestens nach 4 bis 5 Jahren ein Stück von einem Blatt abschneiden.

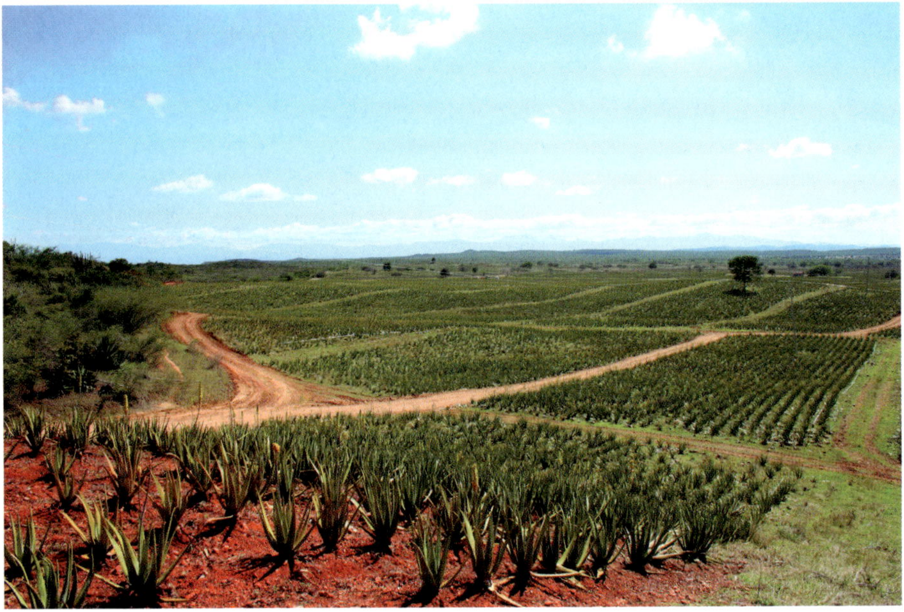

Die Aloe Vera kann sich auf verschiedene Weise fortpflanzen: durch Samen, die von Vögeln weitergetragen werden, durch den Wind oder durch Wurzel-Schösslinge, die rund um den Wurzelfuß der Pflanze wachsen und neue Triebe bilden. Man nennt diese neuen Triebe Puppies. Sobald diese Jungpflanzen eine bestimmte Größe erreicht haben, kann man sie von der Mutterpflanze trennen und neu einpflanzen.

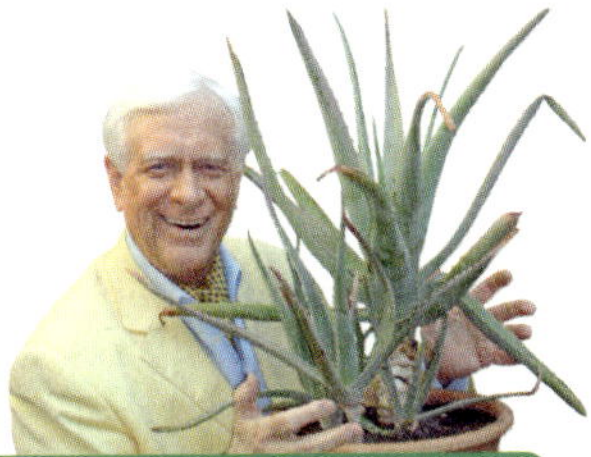

Wissenswertes

Schneiden Sie von einer ausgereiften Pflanze ein Blatt am unteren Ende mit einem scharfen Messer ab.
Sie werden staunen, wie schnell sich diese robuste Pflanze selbst heilt!

Man kann selbst testen, wie robust die Aloe Vera ist. Schneiden Sie von einer ausgereiften Pflanze ein Blatt am unteren Ende mit einem scharfen Messer ab. Sie werden staunen, wie schnell sich die Pflanze selbst heilt. Zuerst sickert aus der Schnittstelle etwas Gel. Dieses wird aber schon nach wenigen Minuten fest und verwandelt sich in eine neue Haut. Die Schnittwunde ist meist damit in kürzester Zeit verheilt. Und wenn man eine Aloe Vera ausgegraben in der prallen Sonne liegen lässt, dann stirbt sie nicht, wie das bei anderen Pflanzen der Fall wäre. Sie bewahrt ihre Lebenskräfte über viele Wochen und beginnt sofort zu grünen und zu blühen, sobald sie wieder in der Erde eingesetzt ist und mit Wasser versorgt wird.

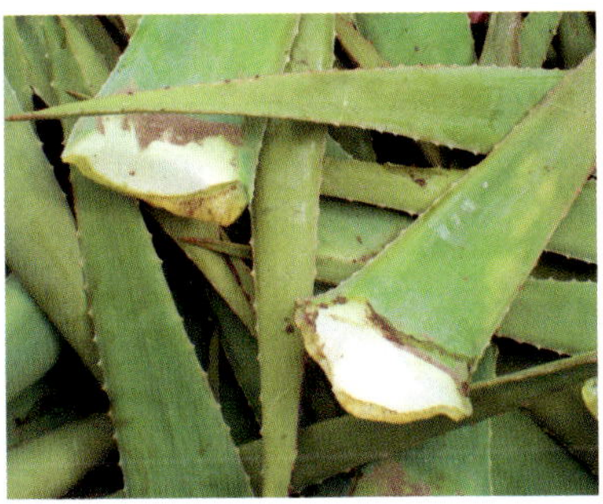

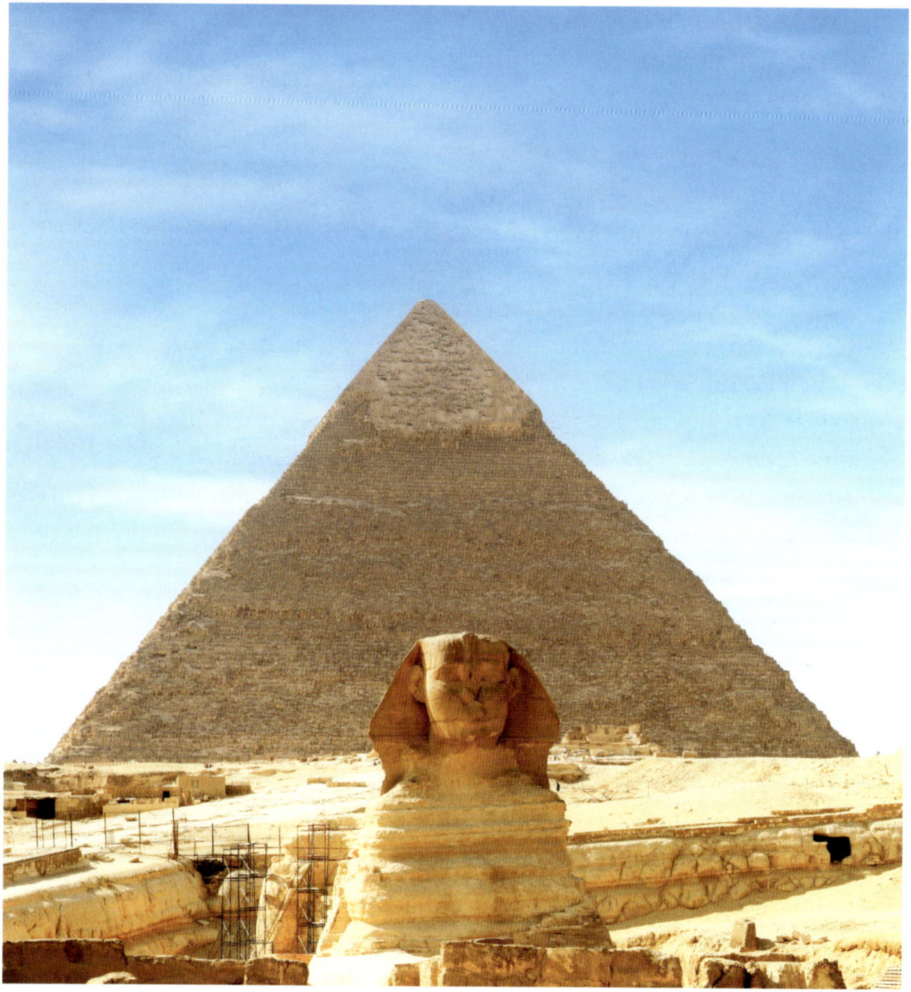

Rund um den Erdball, von der tiefen Vergangenheit in die Gegenwart: „Doktor Aloe“, das Geschenk der Götter

Wie die „Pflanze der Unsterblichkeit“ zur Erste-Hilfe-Medizin in der Küche wurde

Die Aloe Vera hat eine lange Geschichte. Die älteste Aufzeichnung über die Verwendung der Heilpflanze stammt aus Babylonien, aus der Zeit etwa 4.200 Jahre vor Christi Geburt. Man hat aus dieser Zeit bei Ausgrabungen eine Tonscherbe gefunden, auf der in Keilschrift eine medizinische Rezeptur zu finden ist. Sowohl die Babylonier als auch die Assyrer setzten das Gel des Aloe Vera Blattes – gemischt mit Absinth – gegen Darmträgheit ein. Eine Andeutung über die Heilkraft und medizinische Anwendung der Aloe findet man auch auf Tontafeln aus der Zeit der Sumerer unter König Akkad.

Im Ägypten der Antike braute man allerlei Aloe Vera-Mixturen für einen ganz speziellen Zweck: nämlich für das Einbalsamieren und Mumifizieren von ägyptischen Königen und anderen wichtigen Persönlichkeiten der damaligen Zeit. Die Aloe Vera wurde aber auch zu Heilzwecken verwendet.

Das „Ägyptische Buch der Heilmittel“, das auf dem Papyrus Ebers aus dem 15. Jahrhundert vor Christi Geburt überliefert ist, beschreibt den Einsatz der Aloe gegen Probleme in der Blase und im Darm. Damals stand die Aloe auch in dem Ruf, dass vor allem Frauen damit lange ihre Schönheit und Jugendfrische bewahren können. Die Pharaonen tranken Aloe Vera Gel, um ein langes Leben genießen zu können. Rund um die Pyramiden und auf den Straßen zu diesen imposanten Baudenkmälern wurden ebenfalls Aloe-Pflanzen angebaut. Sie sollten den Pharao auf seinem Weg ins Jenseits begleiten. Wenn diese zu blühen begannen, war man sicher, dass der Verstorbene „drüben" gut angekommen ist. Und da man überzeugt war, dass man mit dem Konsum von Aloe Vera Gel besonders lange leben konnte und dass durch das Einbalsamieren mit Aloe der Körper noch lange erhalten bleiben konnte, gab man der Aloe Vera den Namen „Pflanze der Unsterblichkeit".

In der Kosmetik wurde das Gel der Aloe Vera in der ägyptischen Antike für die Haut und die Augen verwendet. Wenn die Königin Nofretete in Eselsmilch badete, dann war immer auch Gel aus dem Aloe Vera Blatt dabei. Und von Kleopatra weiß man, dass sie Aloe-Tropfen in die Augen träufelte, um einen besonders betörenden und strahlenden Blick zu bekommen. Verständlich, dass man in jener lang vergangen Zeit in Ägypten so viele Aloe Vera Pflanzen benötigte und sie bereits in Plantagen kultiviert hat.

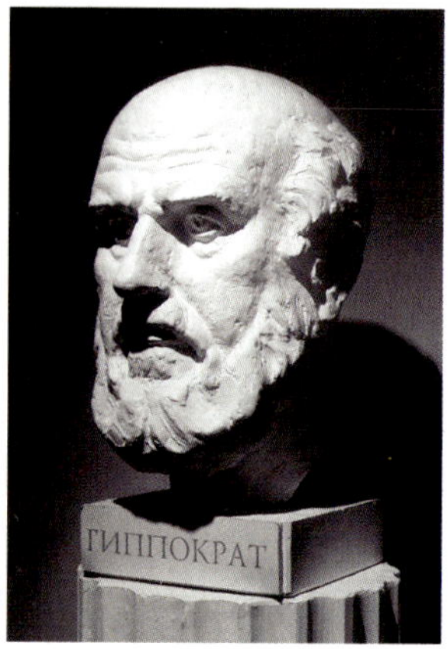

Auch bei den Griechen und Römern galt die Aloe als Symbol für Schönheit, Glück und Gesundheit. „Eure Nahrungsmittel sollen eure Heilmittel sein", sagte Hippokrates, der griechische Arzt und Naturheiler, den man auch als „Vater" der Medizin bezeichnen kann.

Er beschreibt in seinen Lehrbüchern, wie man mit der Aloe Vera den Haarwuchs fördern, Geschwüre heilen und Magenleiden besiegen kann. Zu dieser Zeit und auch noch lange danach sagte man der Aloe Vera nach, dass sie jeden Krieger unverwundbar machen könne, da Verletzungen, die mit Aloe Vera Gel behandelt wurden, sehr schnell wieder heilten. Das bestätigte übrigens auch der griechische Arzt Dioscurides, der lange in der römischen Armee gedient hatte. In seinem Lehrbuch „De Materia Medica" betont er, dass offene Wunden, Hämorrhoiden, Furunkel und Augenentzündungen rasch geheilt werden können. Und der Gelehrte Celsius berichtet, dass das Aloe Vera Gel blutreinigend wirkt.

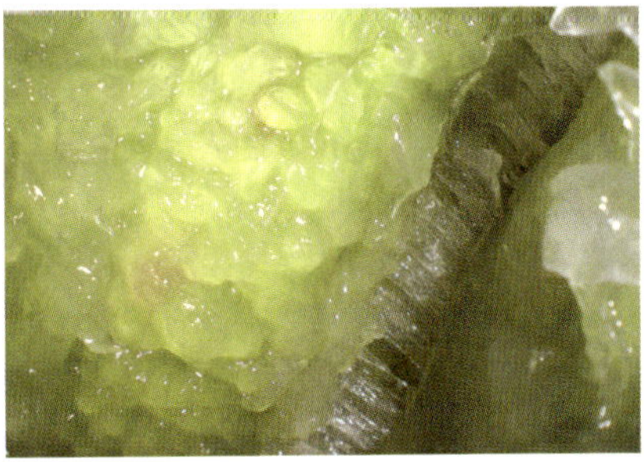

Im Orient und in Afrika war die Aloe Vera ebenfalls schon seit erdenklichen Zeiten bekannt. Sie wurde als bestes Wundheilmittel und als Lebenselixier gehandelt. In Indien war die Aloe schon immer ein fester Bestandteil der Ayurveda-Medizin.

Auch die Indianer in Amerika kannten die Aloe Vera. Sie wurde als Heilige Pflanze eingestuft. Das Gel aus dem Blattinneren wurde nicht nur zur Wundheilung eingesetzt, sondern auch bei gesundheitlichen Problemen des Magens, der Nieren, der Blase und der Lungen.

Bei den Mayas bestrichen junge Mädchen ihr Gesicht mit Aloe Vera Gel, um besonders lange schön und jung zu bleiben. Bei manchen Indianer-Stämmen wurde die Aloe als „Arzt vom Himmel" bewundert. Die Medizinmänner setzten das Gel der Pflanze regelmäßig ein. Interessant ist ein überliefertes Indianer-Rezept gegen Kopfschmerzen: Man tränkte ein Tuch in Aloe Vera Saft und wickelte es um den Kopf. Die Indianer verwendeten wilde Aloe-Pflanzen. Der Anbau in den amerikanischen Kolonien Spaniens und Portugals wurde in erster Linie von den Jesuiten durchgeführt, weil sie in ihren Klöstern das Gel der Blätter für viele Heilrezepte einsetzten.

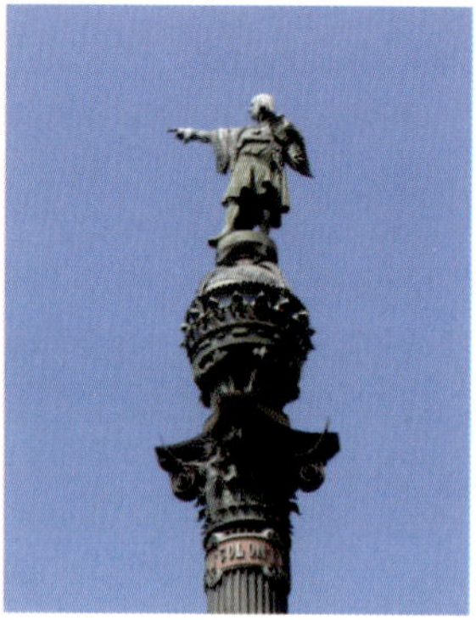

Christoph Kolumbus lernte die Aloe Vera bei seiner Entdeckung Amerikas kennen. Er war begeistert von der Heilkraft, führte auf seinen Schiffen viele Aloe-Pflanzen in Töpfen mit und bezeichnet die Aloe deshalb auch als „Arzt im Topf".

Es ist tatsächlich so, dass die Aloe Vera in allen Kontinenten bekannt war und in der Naturmedizin genutzt wurde. Natürlich auch in Asien. In Japan rieben die Samurai-Kämpfer ihren Körper mit Aloe Vera Gel ein. Sie wollten damit Dämonen vertreiben. In China wurde das Gel der Pflanze überwiegend bei Verbrennungen und Verletzungen eingesetzt. In dem chinesischen Arznei-Buch von Li Shih-Shen wird die Aloe als die „Pflanze mit der größten Heilkraft" bezeichnet. Die Chinesen hatten sogar für die Stacheln des Aloe Vera Blattes Verwendung. Die sogenannten Barfuß-Ärzte, die als Nichtmediziner den Ärzten halfen, und Wandertherapeuten benützten sie als Akupunktur-Nadeln. In der Chinesischen Medizin galt der Saft der Aloe schon vor rund 5.000 Jahren als Mittel fürs Jungbleiben.

In der westlichen Kultur tauchte die Aloe Vera erstmals im 7. und 8. Jahrhundert auf. In der berühmten „Schule von Salerno", die man als eine der ersten Universitäten in der Geschichte bezeichnen kann, nannte man die

Pflanze „Doktor Aloe". Man empfahl sie damals gegen nässende Wunden, gegen verklebte Augen, belegte Zunge, verstopfte Ohren, gegen einen schwachen Magen, gegen Erschöpfung, Leberprobleme und Haarausfall. In Salerno lernte auch der Arzt und Naturheiler Paracelsus die Aloe schätzen. Er setzte den „goldenen Saft", wie er ihn nannte, gegen Verbrennungen und Vergiftungen ein. Die Kreuzritter brachten Aloe-Rezepte von ihren Kreuzzügen mit, wo sie sie von ihren moslemischen Feinden kennengelernt hatten.

Die Aloe Vera gelangte über Spanien, Frankreich nach Deutschland und England. Sie war aber erst um 1500 der breiten Bevölkerung bekannt. Da sie aber in Europa nicht angebaut wurde und auch kaum wild wuchs, musste der Extrakt der Pflanze zu hohen Preisen aus Arabien und Afrika importiert werden. 1720 reiste der schwedische Naturforscher und Botaniker Carl von Linnee in die Karibik, weil ihn neben anderen Pflanzen die Aloe Vera besonders interessierte. Auf seine Veranlassung erschienen dann zwischen 1790 und 1900 zahllose Berichte von Ärzten, Heilpraktikern und Pharmakologen über den medizinischen Einsatz der Aloe. Man propagierte sie in erster Linie für mehr Vitalität und Gesundheit.

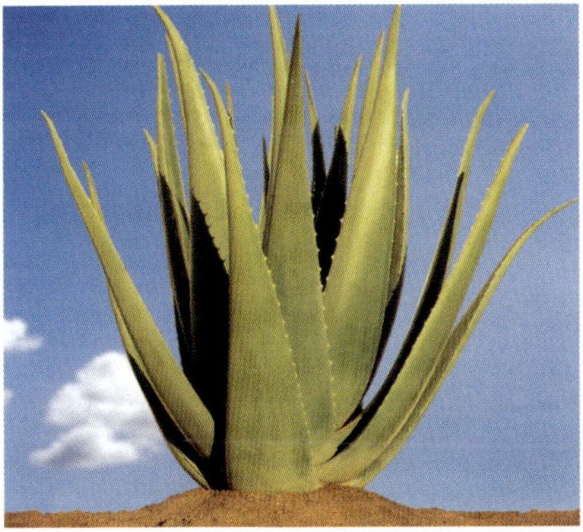

1820 wurde die Pflanze in die Schriften der amerikanischen Pharmakologen erstmals als Heilmittel aufgenommen. Seit 1910 befassten sich viele amerikanische und europäische Forscher mit der Pflanze. Und 1947 wurde die erste wissenschaftliche

Studie über die Wunden heilenden Effekte der Aloe Vera auf der Haut veröffentlicht. Brandwunden heilten durch die Behandlung mit Aloe-Gel um ein Drittel schneller als mit herkömmlichen Arzneien.

In der Bevölkerung Mitteleuropas aber hatte die Aloe Vera-Pflanze längst viele Anhänger gefunden. Zwischen den beiden Weltkriegen standen in vielen Haushalten gleich mehrere Töpfe mit Aloe Vera-Pflanzen. Sie waren für die Familie unentbehrlich. Damals mussten die Frauen, die überwiegend zuhause waren, für das Feuer in den Küchenöfen mit eigenen Händen die Holzspäne vorbereiten.

Dabei kam es immer wieder zu kleinen Verletzungen und Rissen in der Haut der Hände. Es gab auch immer wieder Verbrennungen durch das Hantieren auf der heißen Herdplatte. Da war es üblich, einfach mit einem scharfen Messer ein Stück eines Blattes von der Aloe abzuschneiden, zu schälen und mit dem Gel die Wunden zu versorgen. Die schnelle Heilung faszinierte die Menschen schon damals.

Das beweist: In der Bevölkerung wurde die Aloe Vera als Hausmittel begeistert aufgenommen. Diese Tatsache und auch das Jahrtausende alte Ansehen der Pflanze hat zahllose Wissenschaftler veranlasst, die heilkräftigen Substanzen und ihre therapeutische Wirkung genauer zu untersuchen.

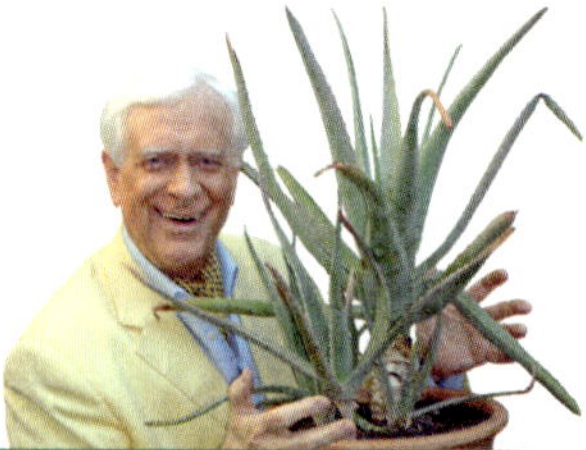

Wissenswertes

Das Gel aus dem Blatt der Aloe Vera war immer schon für die Menschen etwas Einzigartiges. Daher gab man der Pflanze immer schon besondere Namen. In vielen historischen Aufzeichnungen wird die Aloe Vera als „Quelle der Jugend" bezeichnet. Und zwischen den beiden Weltkriegen, wo in vielen Haushalten Aloe Vera Pflanzen auf der Fensterbank standen, nannte man sie den „Doktor aus dem Blumentopf".

Wo viel Licht ist, ist auch viel Kraft!

Erfahrungen, Studien, Beweise und ein überaus großer Irrtum

Viele, die sich von wissenschaftlicher Seite der Aloe Vera zuwandten, sind voreingenommen an die Arbeit herangegangen. Sie waren aber dann im Endeffekt überrascht und erstaunt, welche Kräfte in dem belächelten „Hausmittelchen" stecken. Und das sind moderne Erfahrungen, Studienergebnisse und Beweise, die uns zeigen, wie sehr auch die moderne Medizin im Laufe der Zeit die Aloe Vera zu schätzen gelernt hat:

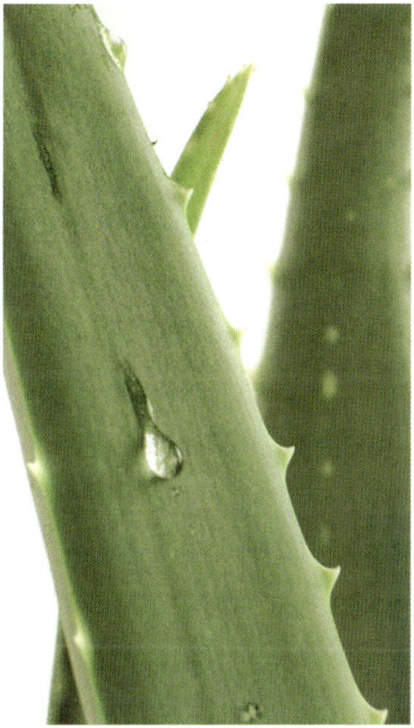

- 1942 erlitt der Chemiker Rodnex M. Stocktoin während eines Urlaubes in Florida einen starken Sonnenbrand. Nachdem er die Haut mit dem Gel eines Aloe Vera Blattes bestrichen hatte, ließen die Schmerzen binnen weniger Minuten nach. 1947 wurde dann erstmals im amerikanischen Fernsehen eine Gel-Salbe aus der Aloe Vera gegen Verbrennungen vorgestellt.
- Ende der Fünfzigerjahre im 20. Jahrhundert gelang es dann dem Apotheker Bill C. Coats, das Gel aus dem Blatt der Aloe mit einem vollkommen natürlichen Verfahren haltbar zu machen. Dieser Entdeckung ist es zu verdanken, dass man heute überall auf der Welt Aloe Vera Gel kaufen kann. Das hat den Siegeszug der Aloe erst möglich gemacht.

Aloe Vera Gel stärkt die Immunkraft.

- Der russische Wissenschaftler und Augenarzt Prof. Dr. Wladimir Petrowich Filatow, der von 1875 bis 1956 lebte, war von der Heilwirkung der Aloe Vera überzeugt. Es störte ihn, dass die Schulmedizin die Aloe nicht ernst nehmen wollte und er betonte immer wieder: „Wer heilt, hat Recht!" Er war auch der Meinung: „Wo eine Heilmethode nicht wirkt, muss man eine andere ausprobieren!" Und da war für ihn die Aloe Vera eine gute Lösung. Er stellte fest, dass das Gel der Aloe so stabil ist, dass es auch nach dem Erhitzen in einem Dampftopf bis zu 120 Grad Celsius einige seiner heilenden Eigenschaften behält. Prof. Dr. Filatow erkannte bald, dass das Aloe Vera Gel die Immunkraft des Menschen stärken kann.

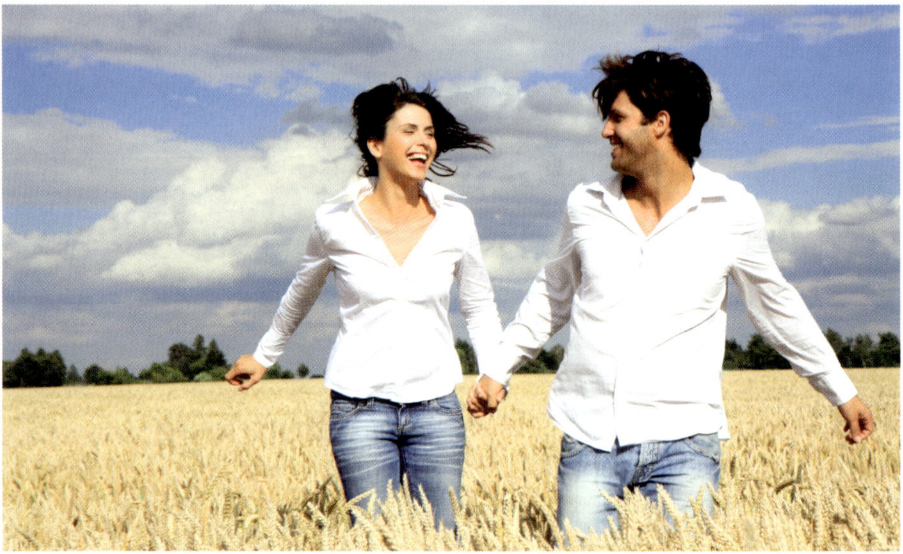

- Prof. Dr. Filatows Schüler, Dr. Woljanski, arbeitete an der Aloe weiter und konnte damit schwere Ischiasformen erfolgreich behandeln.

- Ein zweiter Schüler Filatows, Dr. Kalmanovicz, stellte fest, dass man mit Aloe Vera-Kuren bei älteren Menschen die geistige und körperliche Aktivität steigern kann.

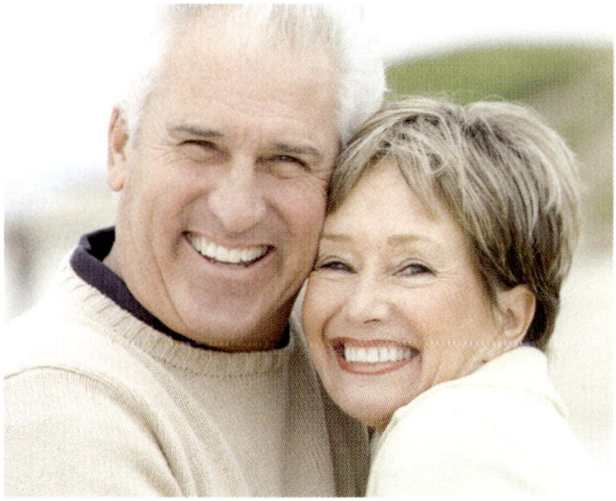

- Dr. Kurako, auch ein Schüler von Dr. Filatow, fand heraus, dass die Aloe Vera im menschlichen Körper entzündliche Prozesse abbremsen und bekämpfen kann.

- 1984 hat dann Prof. Dr. Ivan E. Danhof an der Universität Texas nachgewiesen, dass man mit dem Aloe Vera Gel erschlaffte, alternde Haut wieder elastisch und jugendlich machen kann. Er strich dabei auch die Bedeutung der Aloe als Feuchtigkeitsspender heraus: Das Pflanzen-Gel dringt 4 Mal schneller in die Haut ein als Wasser.

- Der japanische Wissenschaftler Prof. Dr. Fujita hat entdeckt, dass die Aloe durch das Enzym Bradykinase eine schmerzstillende, beruhigende und Wunden heilende Wirkung hat, ähnlich der Salizylsäure.

- 1985 entdeckten parallel Dr. Bill Mac Anall und kanadische Forscher einen Stoff im Gel der Aloe Vera, der antivirale Eigenschaften aufwies. Man gab diesem Stoff den Namen Acemannan. Klinische Versuche an Patienten zeigten, dass dieser Stoff sogar die Immunkraft stärken kann.

- Im Jahr 1969 wurde an Bord der Raumkapsel, die auf dem Mond landete, eine Salbe auf Aloe-Basis gegen Verbrennungen mitgeführt.
- Der sowjetische Biologe Israel Breckman hat den Beweis erbracht, dass die Aloe Vera bei Strahlenschäden wirksam sein kann.
- Eines aber kommt bei fast all diesen Untersuchungen, Beobachtungen, Studien und Experimenten zutage: Die Aloe Vera kann das Wohlfühlen des Menschen fördern und stabilisieren. Und das ist in unserer heutigen, hektischen Zeit ein wichtiges Argument für eine gute Lebensqualität.

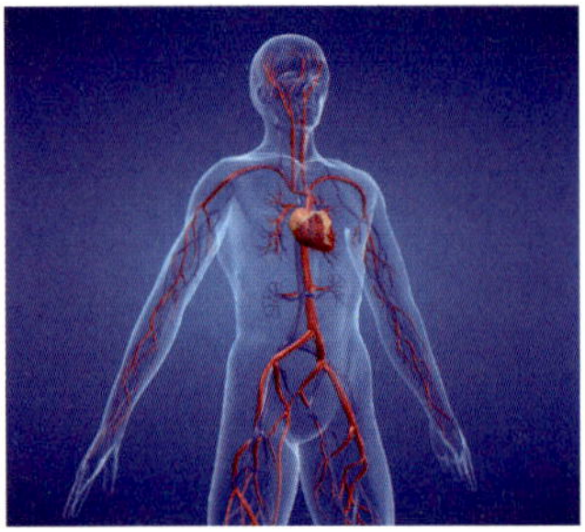

- Interessant ist auch die Beobachtung mehrerer brasilianischer Wissenschaftler: Demnach fördert und verbessert das Aloe Vera Gel die Durchblutung aller Gefäße. Damit hält die Aloe jung, weil die rund 60 bis 80 Billionen Zellen optimal mit lebenswichtigen Nährstoffen versorgt werden und weil dadurch auch eine frühzeitige Arteriosklerose gebremst oder verhindert werden könnte.

Doch man muss auch wissen: Die Aloe Vera hat nicht nur Befürworter. Es gibt nicht nur Sonnenschein rund um diese Pflanze. Es passiert immer wieder, dass vor allem ältere Menschen – und da speziell ältere Apotheker – vor der Aloe warnen, sobald sie hören, dass jemand von dieser Pflanze schwärmt. Da hört man dann das Argument: „Aloe Vera Abführmittel sind doch vor längerer Zeit in der Apotheke verboten worden!“

Wenn man das als begeisterter Verwender von Aloe Vera Gel und wirksamen Aloe Vera-Präparaten hört, ist man im ersten Augenblick irritiert.

Dieser große, verhängnisvolle Irrtum ist schnell und leicht zu entkräften. Vor langer Zeit hat man in der Pharmazie aus dem ganzen Aloe Vera-Blatt – also aus dem Gel mit der äußeren Haut – Abführmittel erzeugt. Dafür wurden die Blätter der Aloe am unteren Ende abgeschnitten und zu einem Haufen gestapelt und gepresst.

Der Saft, der sich zwischen dem Gel und der Haut bildete, lief aus und wurde aufgefangen, gekocht, eingedickt und kristallisiert. Die schwarzen Kristalle kamen dann als Verdauungshilfe in den Apothekenhandel.

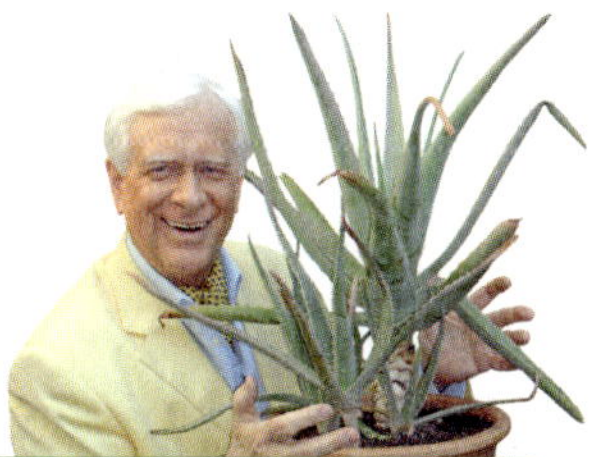

Wissenswertes

*In der äußeren, bitteren Blattschicht der Aloe Vera – **nicht aber im Blatt-Gel** – befinden sich Substanzen wie Aloin, Barbaloin und Emodin. Sie wirken stark abführend.*

Dazu muss man wissen: In der äußeren, bitteren Blattschicht der Aloe Vera – nicht aber im Blatt-Gel – befinden sich Substanzen wie Aloin, Barbaloin und Emodin. Sie wirken sehr abführend. Da diese Abführmittel aber starke unerwünschte Nebenwirkungen zeigten und vor allem den Darm gefährlich reizten, wurden sie im Jahr 1997 aus dem Verkehr gezogen. Diese Produkte hatten und haben mit dem Aloe Vera Gel, das immer streng von der Haut der Blätter getrennt wird, nichts mehr zu tun.

Daher ist es bei der Gewinnung von Aloe Vera Gel auch wichtig, dass die äußeren Blätter von Hand geerntet werden und das wertvolle Mark – das Gel im Inneren des Blattes – sorgfältig aus den Blättern der Pflanze herausgelöst und in einem patentierten Spezialverfahren ohne Anwendung von Druck und Temperatur stabilisiert wird.

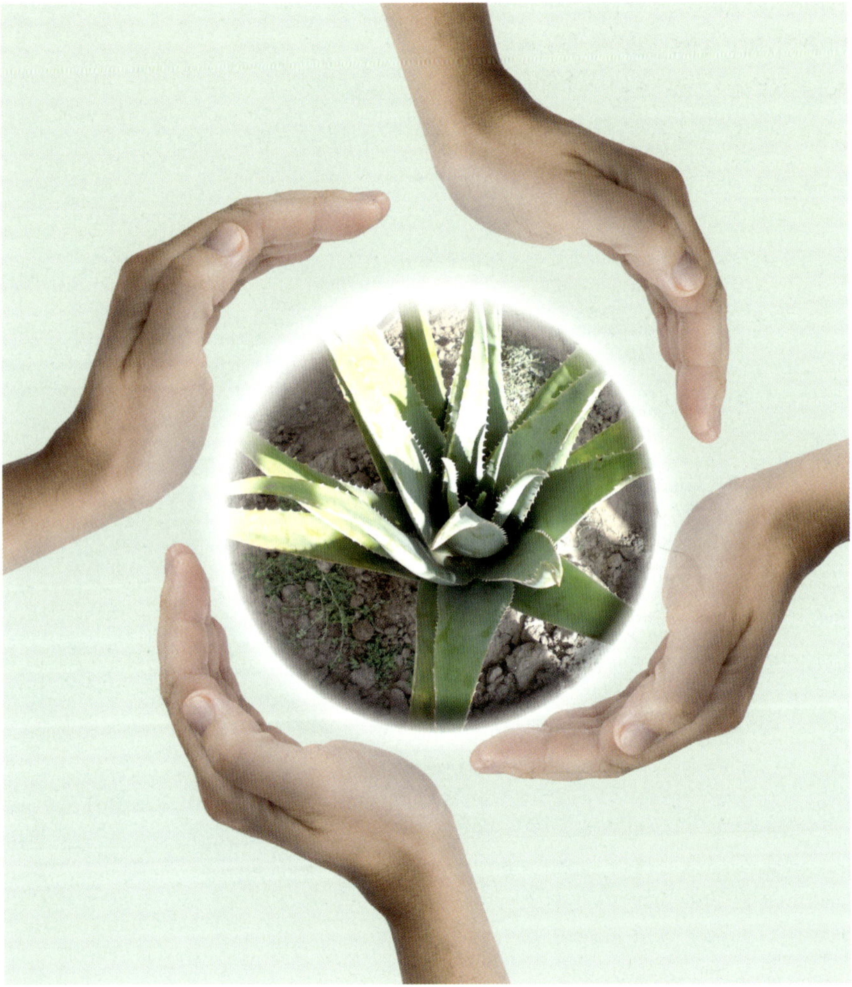

Die ungezähmte Power der Wüstenlilie

Mehr als 160 Inhaltstoffe machen das Aloe-Gel zu einem Wirkstoff-Wunder

Das Faszinierende an der Wüstenlilie Aloe Vera: Jeder ihrer Wirkstoffe im Gel der Blätter ist von höchster Qualität. Und jeder Wirkstoff kann als wertvoller Baustein bezeichnet werden, der mit den anderen gemeinsam den Erfolg dieser Naturmedizin ausmacht. Denn es ist bei dieser Pflanze besonders wichtig: Das Zusammenspiel der Inhaltstoffe ergibt die ungeheure Power der Pflanze. Und genau darauf kommt es an. Das betonen Wissenschaftler der modernen Nährstoff-Forschung immer wieder.

Das ist auch der Grund, warum sich in den letzten Jahren Pharmakologen, Ernährungsfachleute, Ärzte und Heilpraktiker mit dieser ungewöhnlichen „Zauberformel" und dem Zusammenspiel der vielen Nähr- und Vitalstoffe befassen. Es sind nämlich bisher mehr als 160 Wirkstoffe in der Aloe Vera wissenschaftlich nachgewiesen worden. Und nur, wenn man sie alle kennt, wird einem klar, welche Kraft in der Aloe Vera Barbadensis Miller steckt.

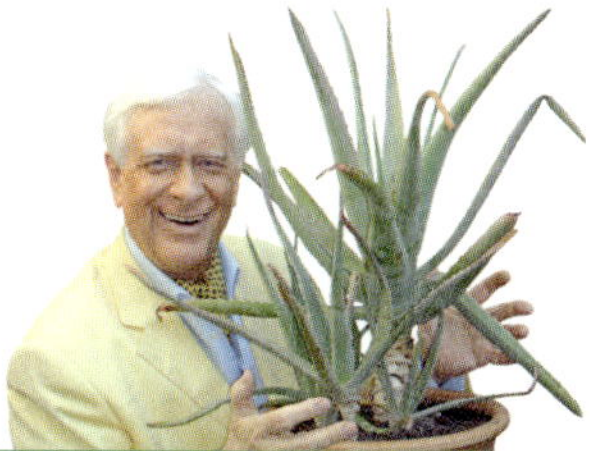

Wissenswertes

Wer sich mit gesunder Ernährung und der richtigen Versorgung mit lebenswichtigen Vitalstoffen befasst, weiß, dass es auf die ausgewogene Ernährung ankommt.

Wer sich mit gesunder Ernährung und der richtigen Versorgung mit lebenswichtigen Vitalstoffen befasst, weiß, dass es auf die ausgewogene Ernährung ankommt. Mit vielen verschiedenen Nährstoffen, von denen jeder einzelne im Körper andere, bedeutende Aufgaben übernimmt. Wenn wir uns nun in der modernen Zeit einseitig ernähren, viel Stress haben, rauchen, zuviel Alkohol und Kaffee konsumieren und zusätzlich Vitalstoffe zuführen müssen, dann sollten auch diese „ausgewogen" angeliefert werden. Eine ideale Möglichkeit bietet da die reiche Wirkstoff-Kombination der Aloe Vera. Diese Verbindung, die aus der Natur heraus einzigartig zu sein scheint, kann vom Körper optimal und gewinnbringend aufgenommen und verarbeitet werden. Das ist auch die Erklärung für den erfolgreichen Einsatz der Aloe bei einer Reihe von gesundheitlichen Problemen.

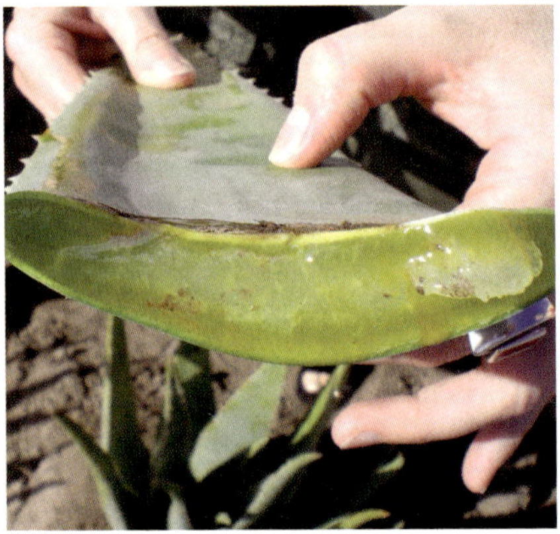

Das wertvolle Gel der Aloe Vera.

In früheren Zeiten nahm man zur Kenntnis, dass die Aloe heilende Kräfte enthält. Das genügt heute nicht mehr. Die medizinische Wissenschaft verlangt Beweise und Fakten. Die meisten Wirkstoffe sind in den vergangenen 60 Jahren entdeckt und geprüft worden. Es handelt sich dabei um Kohlenhydrate, Fette und Fettsäuren, um Aminosäuren, Enzyme, Vitamine, Mineralstoffe, Spurenelemente sowie sekundäre Pflanzenstoffe, auch Bioaktivstoffe genannt.

Ein Wirkstoff-Multitalent

Das Kohlenhydrat Acemannan in der Aloe stärkt die Immunkraft

Wir brauchen für unseren täglichen Energiebedarf Kohlenhydrate. Die Energie wird in Bewegung umgesetzt und wird auch zur Regelung der Körper-Temperatur benötigt. Kohlenhydrate unterstützen alle Stoffwechselvorgänge im Körper.

Das Gel des Aloe-Blattes liefert die wichtigen Kohlenhydrate Aldopentose, Glukose, Galaktose, Rhamnose, Mannose, Glucuronsäure, Xylose und Zellulose. Das wichtigste Kohlenhydrat in der Aloe allerdings gehört zur Gruppe der Mucopolysaccharide, ist ein Vielfachzucker und heißt Acemannan. Dieses langkettige Zuckermolekül ist sehr wichtig für den menschlichen Organismus.
Daher gibt es dieses Kohlenhydrat von Natur aus in unserem Körper, allerdings nur in der Pubertät. Dann kann es vom Menschen nicht mehr selbst produziert werden und muss über die Nahrung zugeführt werden. Warum ist dieses Acemannan so wichtig?

- Acemannan fördert die Zellatmung, aktiviert auf diese Weise den gesamten Stoffwechsel und steigert den Entgiftungsmechanismus.

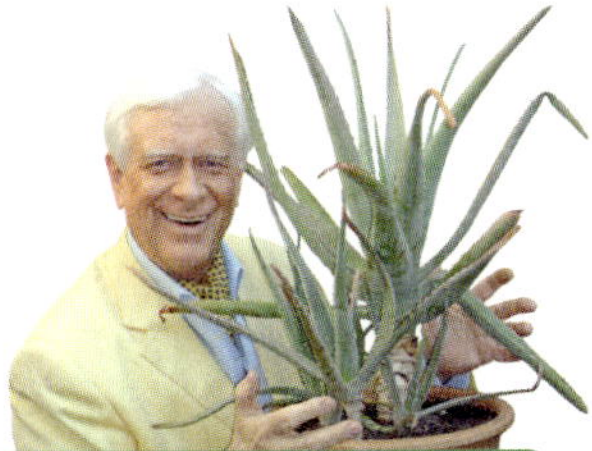

Wissenswertes

Wie wichtig der Wirkstoff Acemannan aus dem Blatt-Gel der Aloe Vera für den Menschen ist, beweist die Tatsache, dass dieses langkettige Zuckermolekül aus der Gruppe der Mucopolysacchariden auch im menschlichen Körper produziert wird. Allerdings nur kurze Zeit: während der Pubertät. Dann wird die Produktion wieder eingestellt. Von da an muss man das Acemannan zuführen.

- Acemannan reinigt den Darm und sorgt für den Aufbau einer gesunden, regenerierten und ausbalancierten Darmflora. In dieser Welt der positiven, gesundheitsfördernden Darmbakterien können die aufgenommenen Nährstoffe besser aufgespaltet, verwertet und über die Darmwand absorbiert werden.

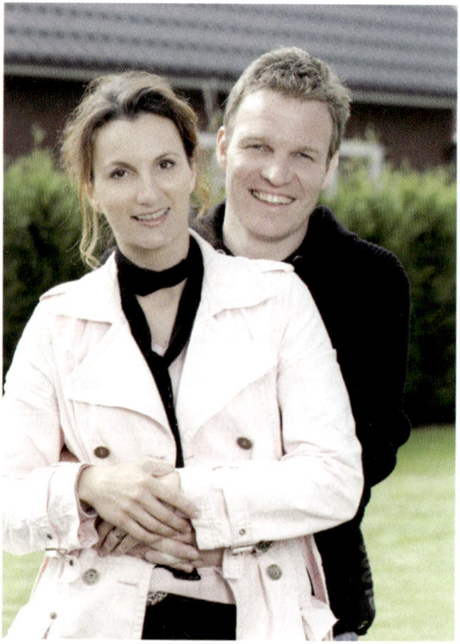

- Acemannan steigert die Zellaktivität im ganzen Körper und stärkt damit die natürlichen Abwehrkräfte. Vor allem werden auch die weißen Blutkörperchen geschützt. Bei so einer Immunpower haben dann Viren, Bakterien, Pilze und Parasiten keine große Überlebenschance.

- Acemannan ist aber auch ein wichtiges Bauelement für die Gefäßwände, für die Haut, die Sehnen, Bänder, Knorpel und Gelenke.

- Allergieauslösende Fremdproteine werden durch das Acemannan schneller aus dem Körper geleitet.

Und all das erreicht man mit dem Acemannan aus der Aloe ohne jede unerwünschte Nebenwirkung.

Auf diese Stoffe kann der Körper bauen!

Die Bioaktivstoffe der Aloe Vera wirken gegen Bakterien und Pilze, beruhigen und lindern Beschwerden

Ganz wesentliche Bestandteile der Aloe Vera sind die sogenannten sekundären Pflanzenstoffe, auch Bioflavonoide oder Bioaktivstoffe genannt. Sie befinden sich im Blatt-Gel und in der Rinde des Pflanzenstammes. Die sekundären Pflanzenstoffe sind von der Natur als Schutz vor Schädlingen, zuviel Sonne und vor Keimen gedacht. Sie sind chemisch völlig unterschiedlich aufgebaut und spielen in der Aloe Vera eine bedeutende Rolle, weil sie krankheitshemmende Wirkung haben. Und das sind sie:

Saponine dämmen das Wachstum von Bakterien.

- Das Gel im Blatt der Aloe Vera enthält Lignine, die dem Holzstoff der Pflanze zugeordnet werden. Sie enthalten Glycoside. Lignine dringen leicht in die oberen Hautschichten ein, wirken beruhigend und entzündungshemmend.

- Die Aloe enthält auch Saponine. Das sind Oberflächen aktive Seifenstoffe, die das Wachstum von Bakterien, Viren und Pilzen eindämmen. Ihre reinigende und antiseptische Wirkung ist seit langem bekannt.

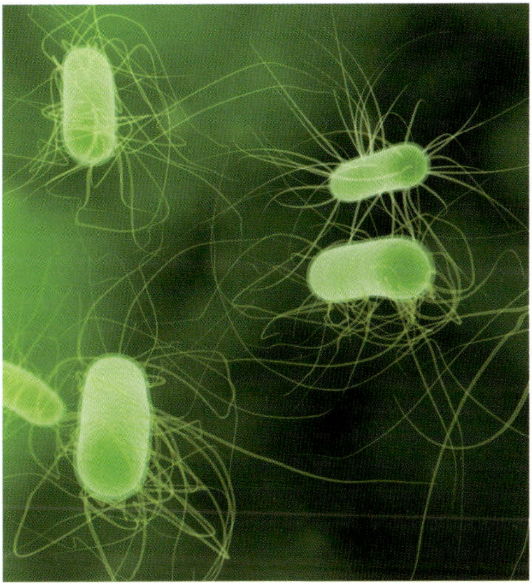

- Die organischen gelben Farbstoffmoleküle mit Namen Anthrachinone werden ebenfalls schon lange wegen ihrer schmerzstillenden Eigenschaften geschätzt. Es handelt sich dabei um Bitterstoffe. Viele Forscher haben ihre antibakteriellen und antibiotischen Eigenschaften ohne jegliche Nebenwirkung und Belastung bestätigt.

- Die Isoflavonoide aktivieren Enzyme, hemmen die Vermehrung von Krankheitserregern und wirken entzündungshemmend.

- Ätherische Öle im Gel der Aloe regen den Stoffwechsel an, wirken antibiotisch und entgiftend.

- Tannine entfalten eine antibakterielle Wirkung im Darm und helfen bei Brandverletzungen, damit die Haut schneller heilen kann.

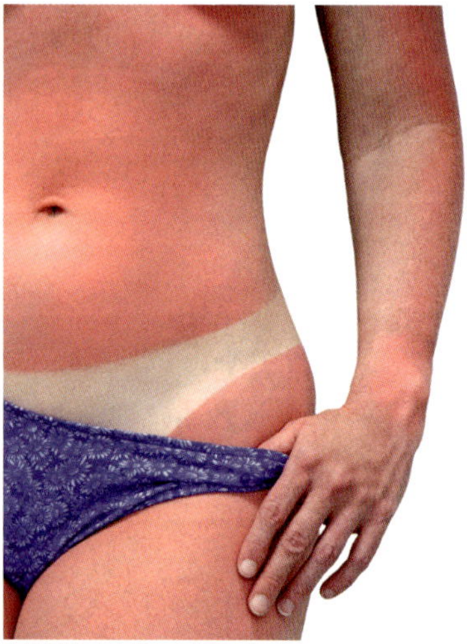

- Im Gel der Aloe Vera findet man auch Salicylsäure, wie sie draußen in der Natur auch in der Weidenrinde enthalten ist. Damit kann die Aloe Schmerzen lindern und die Durchblutung fördern.

Die wichtigsten Lignine, Saponine und Anthrachinone in der Aloe Vera sind das antibiotisch wirkende Barbaloin, das schmerzstillende und ebenfalls antibiotische Isobarbaloin, die antibiotische Aloe-Säure, das antibakterielle Aloe-Emodin, die reinigende, keim- und pilztötende Äthylensäure, das beruhigende Ester der Äthylensäure und die pilztötende Chrisophansäure.

Interessant sind zudem die Fette und Fettsäuren in der Aloe Vera, auch wenn sie nur in kleinsten Mengen vorhanden sind. Sie liefern nicht nur Energie, sondern erfüllen noch andere wichtige Aufgaben.

- Sie verbessern die Wärme-Isolierung des Körpers.
- Sie isolieren die Nervenfasern.
- Sie sind am Aufbau der Zellmembran beteiligt.
- Sie transportieren Enzyme ins Blut.
- Sie bauen das natürliche Cholesterin im Organismus auf, das für die Zellen und für die Sexualität benötigt wird.

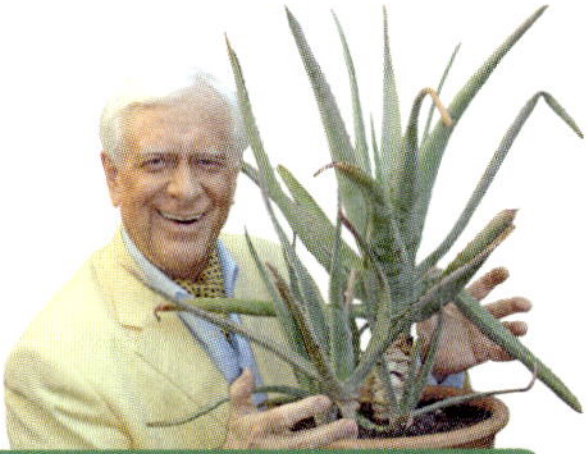

Wissenswertes

Die Aloe Vera hat eine reiche Wirkstoff-Kombination, die aus der Natur heraus einzigartig zu sein scheint und vom Körper optimal aufgenommen und verarbeitet werden kann.

Die Aloe Vera enthält unter anderem die Fette Cholesterol, Campesterol und Betasitosterol. Sie alle wirken entzündungshemmend. Wenn man das Gel aus dem Aloe Vera Gel innerlich oder äußerlich anwendet, dann kann man dank dieser Fette sehr erfolgreich Verbrennungen, Wundverletzungen, Allergien und akute Entzündungen im Organismus beeinflussen.

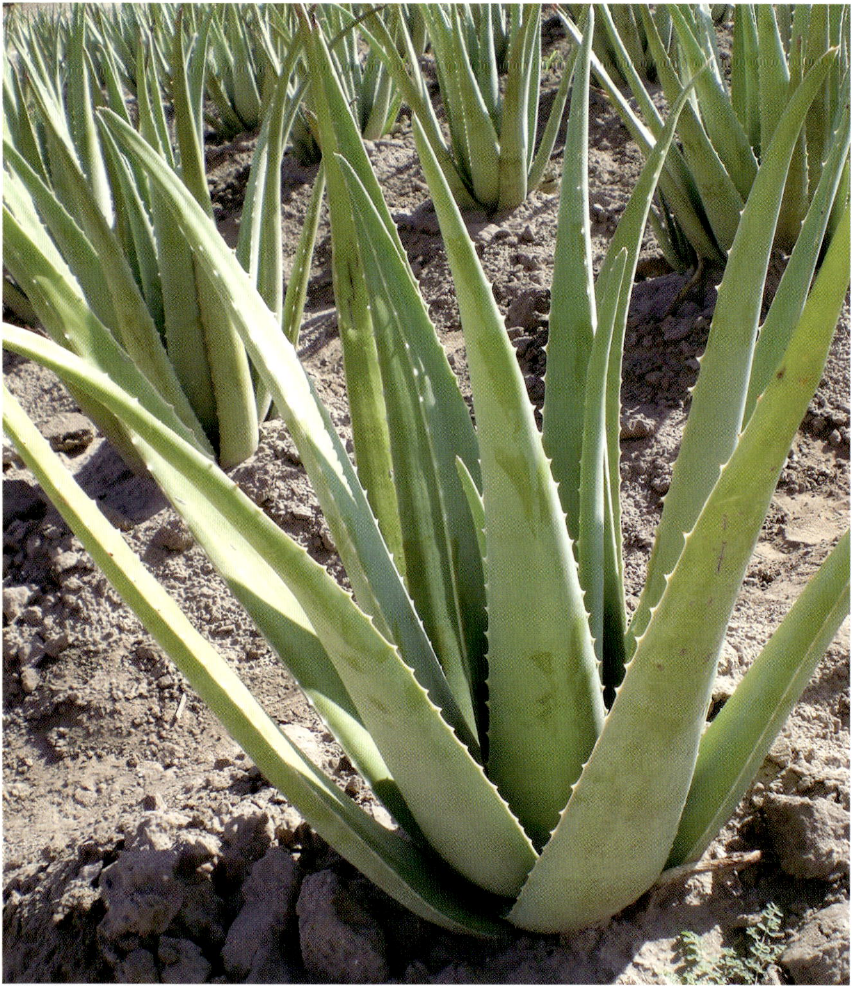

Mit ihren Vitaminen schützt die Aloe vor Giften und Schadstoffen

Das Teamwork der farbenfrohen Vitamine!

Das Gel der Aloe Vera bietet eine reiche Palette an Vitaminen von enorm hoher Qualität. Auch hier wieder ist das Zusammenspiel aller Vitamine von größter Bedeutung.

Eine der wichtigsten Aufgaben der Vitamine: Sie schützen uns im Teamwork vor Giften, Umweltschadstoffen und Schadstoffen, die beim Stoffwechsel als Müll entstehen. Man spricht in der Medizin von freien Sauerstoff-Radikalen oder von Zellgiften. Die bedrohen unsere Körperzellen, greifen sie an und machen uns frühzeitig alt und krank.

Da die Aloe Vera die freien Sauerstoff-Radikale mit ihren Vitaminen bekämpfen und neutralisieren kann, werden auf diese Weise die Abwehrkräfte gestärkt. Die Wundheilung wird gefördert. Die Regeneration von Zellen und von Bindegewebsstrukturen wird beschleunigt. Die Funktion des Gehirns und des Nervensystems wird unterstützt. Die Bildung von Hormonen wird angeregt.

Der Stoffwechsel von Haut, Darm und Leber wird positiv beeinflusst. Daneben aber hat jedes Vitamin in der Aloe Vera seine ganz spezielle, individuelle Aufgabe:

- **Vitamin A** – auch Retinol genannt – ist wichtig für das Sehvermögen, für die Haut und die Schleimhäute, für die Atemwege sowie für die natürlichen Abwehrkräfte. Wir brauchen Vitamin A aber auch für feste Fingernägel, für kräftige, gesunde Haare und für unsere Vitalität.

- **Vitamin B_1** – auch Thiamin genannt – ist wichtig für den Kohlenhydrat-Stoffwechsel, für die Energiegewinnung aus der Nahrung. Es stärkt das Nervensystem, die Muskulatur und die Herztätigkeit. Es wird im Volksmund auch das „Nerven-Vitamin" genannt.

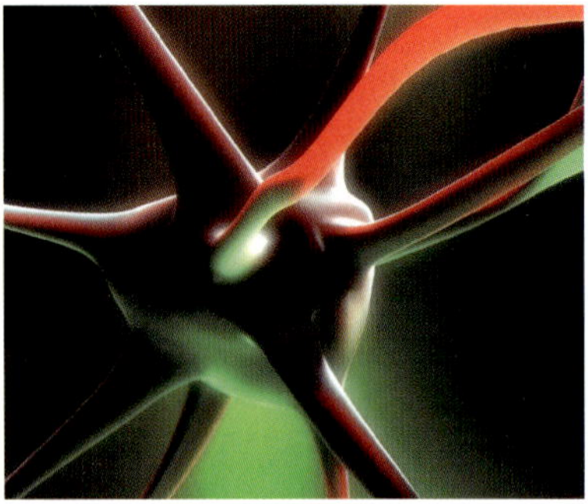

Nervenzelle

- **Vitamin B_2** – auch Riboflavin genannt – wird für gesunde Haut und Haare, für kräftige Fingernägel und für den Aufbau von Fett und Eiweiß im Körper benötigt. Aber auch Darm und Leber werden durch dieses B-Vitamin unterstützt. Wer gut mit Vitamin B_2 versorgt ist, kann Mundschleimhaut-Entzündungen, trockene, empfindliche Haut und rissige Mundwinkel verhindern.

- **Vitamin B_6** – auch Pyridoxin genannt – wirkt sich positiv auf das Nervensystem aus und ist wichtig für den Eiweiß-Stoffwechsel, somit für den Aufbau von Proteinen. Vitamin B_6 ist der Bestandteil vieler Enzyme und mischt im Stoffwechsel der Aminosäuren kräftig mit. Außerdem hat es einen positiven Einfluss auf den Hormonhaushalt und auf das Immunsystem. Wer mit Vitamin B_6 versorgt ist, der beugt damit depressiven Verstimmungen, schlechter Laune, Übelkeit und Nervosität vor.

- **Vitamin B_{12}** – auch Cobalamin genannt – ist unentbehrlich für die Bildung der roten Blutkörperchen und für den Eiweiß-Stoffwechsel. Es festigt unser Nervensystem, hält unsere Zellen jung und gibt uns Vitalität. Da die meisten Menschen ihr Vitamin B_{12} aus Fleischmahlzeiten beziehen, ist die Aloe Vera speziell auch für Vegetarier und Veganer von Bedeutung. Wir brauchen Vitamin B_{12} auch für Herz und Kreislauf.

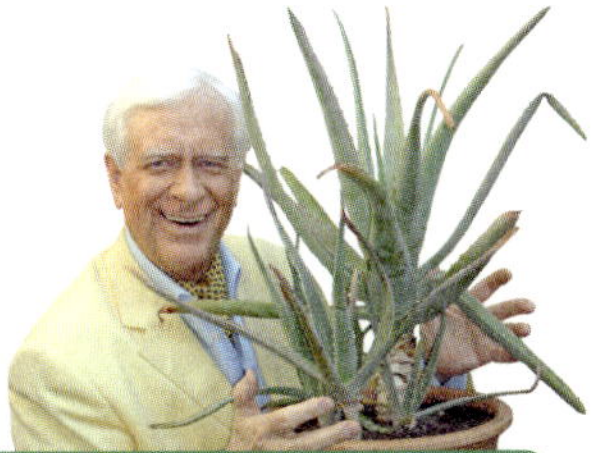

Wissenswertes

Das Gel der Aloe Vera bietet eine reiche Palette an Vitaminen von enorm hoher Qualität.
Eine der wichtigsten Aufgaben der Vitamine: Sie schützen uns im Teamwork vor Giften, Umweltschadstoffen und Schadstoffen, die beim Stoffwechsel als Müll entstehen.

- Das B-Vitamin **Folsäure** ist ebenfalls wichtig für ein gesundes Herz und einen gut funktionierenden Kreislauf, verhindert zu hohe Homocysteinwerte, die ebenso gefährlich wie zu hohe Cholesterinwerte sein können und die meist durch einen mangelnde Ernährung mit Obst und Gemüse entstehen. Folsäure ist wichtig für unser Blut. Schwangere Frauen brauchen Folsäure als Schutz vor Früh- und Fehlgeburten. Folsäure schützt uns aber auch vor depressiven Verstimmungen, vor Reizbarkeit und Konzentrationsschwäche.
- **Niacin** oder **Nicotinsäure** – ebenfalls aus der Gruppe der B-Vitamine – wurde früher Vitamin B_3 genannt. Es unterstützt den Fett-, Eiweiß- und den Kohlenhydrat-Stoffwechsel. Es wird zum Aufbau von Co-Enzymen benötigt. Und es stärkt das Herz, hält die Haut gesund. Mit Niacin kann man Depressionen und einem gestörten Nervensystem vorbeugen.
- **Beta-Carotin** – auch Provitamin A genannt – ist die Vorstufe des Vitamin A und kann im Körper, wenn dieser Bedarf hat, zu Vitamin A umgewandelt werden. Es schützt und stärkt Haut und Haare, ist wichtig für das Sehvermögen und die Immunkraft.

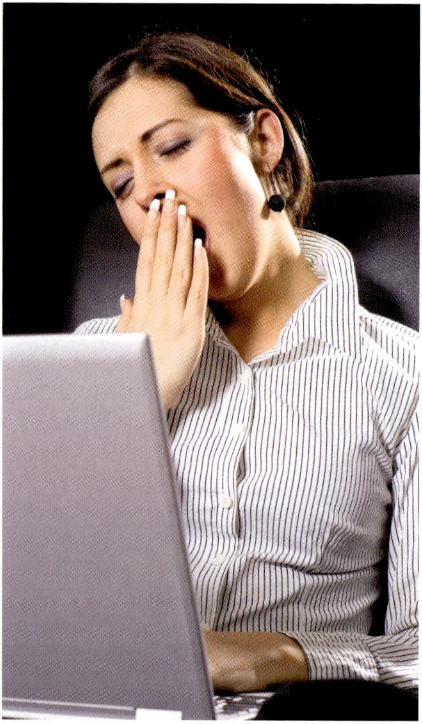

Vitamin C beugt u. a. der Müdigkeit vor.

- **Vitamin C** – auch Ascorbinsäure genannt – fördert die Wundheilung, aktiviert die Abwehrzellen und stärkt damit das Immunsystem. Vitamin C macht auch stark gegen Stress, ist wichtig für die Regeneration der Blutgefäße und für ein gesundes Zahnfleisch. Mit einer guten Vitamin-C-Versorgung beugt man auch Müdigkeit, Reizbarkeit und schlecht heilenden Wunden vor.

- **Vitamin E** – auch Tocopherol genannt – ist für unsere Vitalität und Leistungskraft von großer Bedeutung, stärkt die Zellwände, verzögert den Alterungsprozess und unterstützt den Fett- und Eiweiß-Stoffwechsel. Wer sich regelmäßig mit Vitamin E versorgt, kann nervöse Störungen und Muskelschwäche verhindern.

Auf die raffinierte Mischung kommt es an!

Viele Mineralstoffe der Aloe wirken entzündungshemmend

Die Aloe Vera liefert uns viele lebensnotwendige Mineralstoffe und Spurenelemente. Auch hier liegen wieder die große Bedeutung und der praktische Nutzen im raffinierten Zusammenspiel all dieser Mikronährstoffe.

- Sie sind zum Teil Bausteine von Knochen und Zähnen.
- Sie unterstützen über verschiedene Mechanismen positive, gesundheitsfördernde Bakterien im Organismus und hemmen schädliche, krankmachende Bakterien.
- Sie helfen bei der Übertragung von Nerven- und Muskelimpulsen.
- Sie haben einen positiven Einfluss auf den Wasserhaushalt des Organismus.
- Sie beeinflussen als Elektrolyte den Druck der Zellflüssigkeit.
- Sie beschleunigen die Wundheilung, hemmen Entzündungen und stärken die Immunkraft.

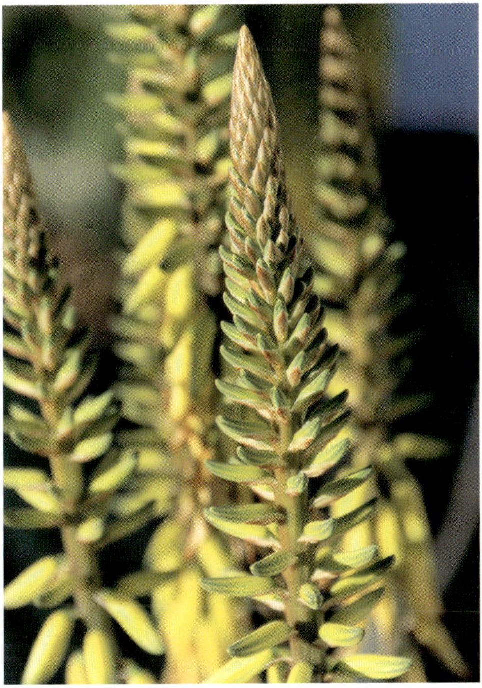

Und das sind die Mikronährstoffe in der Aloe Vera:

- **Calcium** überwacht die Steuerung von Nerven und Muskeln, aktiviert Hormone und Enzyme. In erster Linie aber stabilisiert Calcium die Knochen und die Zähne. Man kann mit einer regelmäßigen Versorgung poröse Knochen verhindern. Calcium ist aber auch der „Manager des Gehirns", fördert das Denken.

- **Kalium** reguliert den Wasser-Elektrolyt-Haushalt im Körper, hilft mit beim Eiweiß- und Kohlenhydrat-Stoffwechsel, ist für die Erregbarkeit von Nerven und Muskeln verantwortlich. Gemeinsam mit Calcium und Chrom wirkt Kalium stärkend auf die Tätigkeit des Herzmuskels.

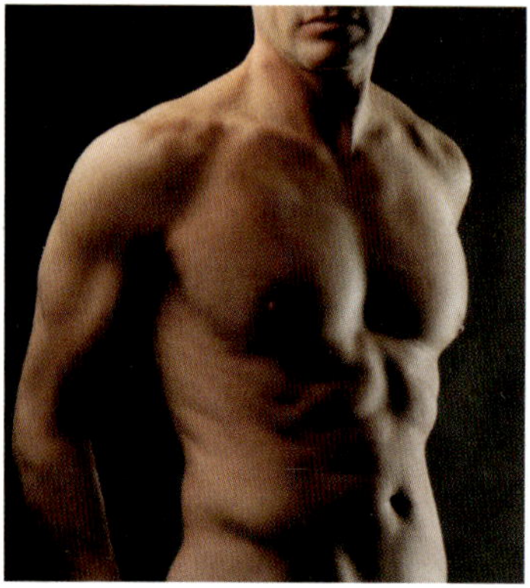

- **Magnesium** ist für das Zusammenspiel von Muskeln und Nerven verantwortlich und aktiviert an die 400 Enzyme im Körper. Es ist gleichzeitig aber ein ganz wichtiges Anti-Stress-Mineral.

- **Natrium** reguliert den Wasser-Haushalt im Körper und auch das Säure-Basen-Verhältnis. Es ist wichtig für eine Reihe von Nerven-Impulsen. Natrium ist das wichtigste positiv geladene Teilchen in der Flüssigkeit außerhalb der Zellen.

- **Chlorid** hingegen ist das wichtigste negativ geladene Teilchen der Flüssigkeit außerhalb der Zellen und ist der Gegenspieler von Natrium. Auch Chlorid unterstützt die Übertragung von Nervenimpulsen und fördert die Muskelarbeit.

- Das **Eisen** im Gel der Aloe Vera ist wichtig für den Transport von Sauerstoff im Blut. Es ist Bestandteil vieler Enzyme, liefert Energie und hilft dem Körper im Kampf gegen Krankheitserreger.

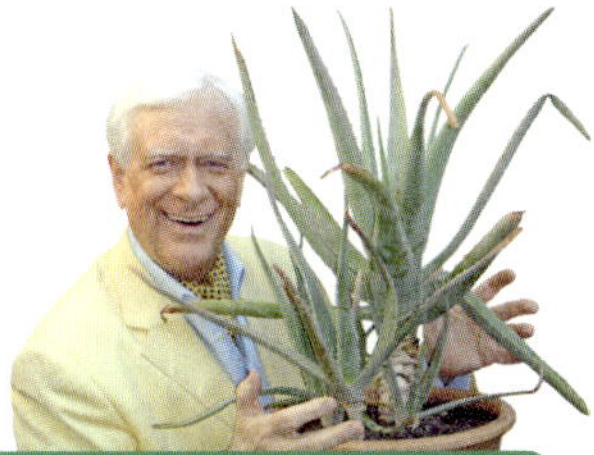

- **Mangan** wird für die Bildung neuer Enzyme benötigt und aktiviert vorhandene Enzyme. Es verstärkt die Wirkung des Vitamin B_1, wirkt an der Produktion von Insulin in der Bauchspeicheldrüse mit. Und es übt einen wichtigen Einfluss auf Knochen und Knorpel aus.

Wissenswertes

Chrom reguliert den Fettstoffwechsel, unterstützt eine Reihe von Enzymen und ist ein toller Helfer für die „schlanke Linie", denn es sorgt dafür, dass man trotz bescheidener Mahlzeiten schnell satt wird.

- **Chrom** reguliert den Fettstoffwechsel, unterstützt eine Reihe von Enzymen. Es ist ein interessanter Helfer fürs Schlankwerden und Schlankbleiben, denn es steuert auch Hunger und Sattsein, sorgt dafür, dass man trotz bescheidener Mahlzeiten schnell satt wird.

- **Zink** ist wichtig für die Funktion verschiedener Hormone, zum Beispiel der Schilddrüsen-Hormone, der Wachstums- und Sexual-Hormone. Zink stärkt die Immunkraft, sorgt für gute Laune und gesunde Haut. Es kann auf der kranken Haut Heilungsprozesse beschleunigen.

- **Kupfer** ist für das körperliche Gleichgewicht wichtig und macht den Körper stark gegen rheumatische Erkrankungen.

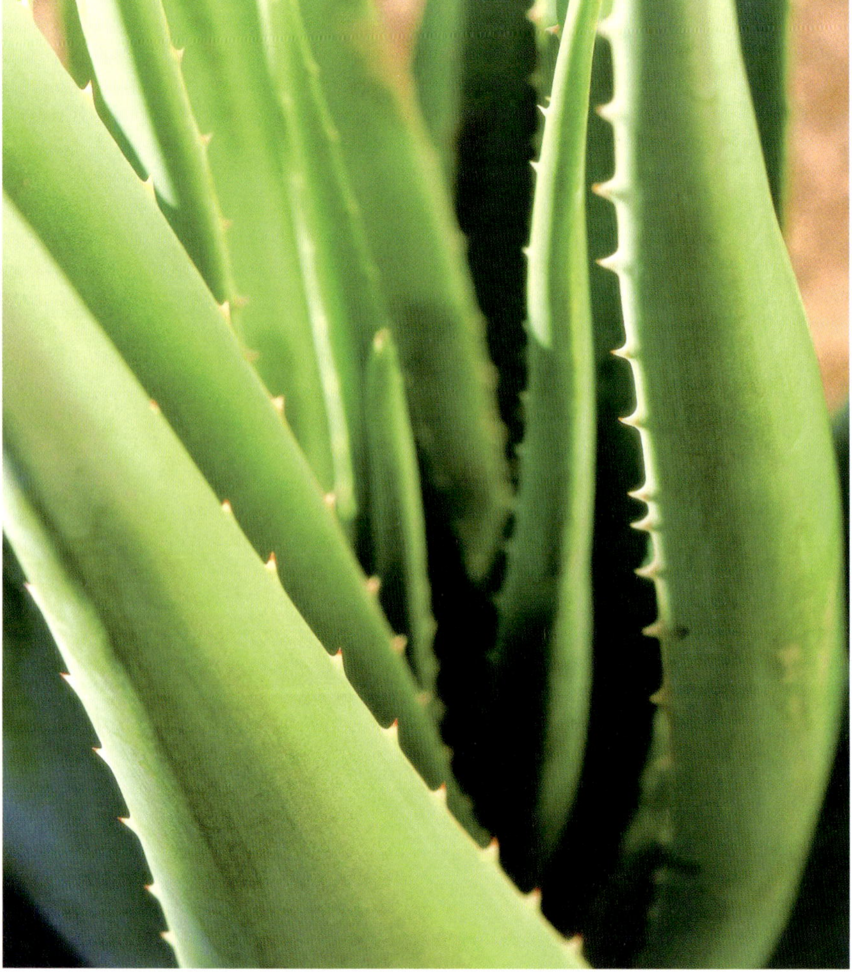

In Hülle und Fülle

Die Aloe Vera liefert uns viele lebenswichtige Aminosäuren

Aminosäuren sind Energie spendende Eiweißbausteine, die im Körper wie Katalysatoren wirken und das chemische Gleichgewicht im Körper steuern. Es gibt lebensnotwendige – sogenannte essenzielle – Aminosäuren und es gibt nicht essenzielle. Die lebensnotwendigen kann der Körper nicht selbst herstellen. Man muss sie daher ständig aus der Nahrung aufnehmen.
Wenn wir Eiweiß konsumieren, werden die Proteine – das sind Eiweißstoffe – in ihre Bausteine – die Aminosäuren – zerlegt. Diese passieren dann die Darmwand und werden im Organismus zu neuem körpereigenem Eiweiß zusammengesetzt. Dafür brauchen wir Menschen 22 Aminosäuren. 10 davon sind lebenswichtig. Und jetzt wird die Bedeutung der Aloe Vera in Hinblick auf die Aminosäuren klar: Das Gel aus dem Blattinneren liefert uns insgesmat 20 Aminosäuren. Darunter befinden sich 9 lebenswichtige.

Und das sind sie, die 20 wichtigen Bausteine des menschlichen Lebens:

- **Isoleucin** ist ein Energielieferant, hilft beim Aufbau der Muskeln und stärkt das Immunsystem.
- **Leucin** spielt eine zentrale Rolle im Energiehaushalt. Es stärkt das Muskelgewebe und unterstützt Heilungsprozesse.
- **Valin** brauchen wir, um auf Stress reagieren zu können, um unsere Muskeln mit Energie zu versorgen. Außerdem stärkt die Aminosäure Valin die Nerven.

- **Lysin** brauchen wir für unseren Fettstoffwechsel, für eine reibungslose Arbeit der Leber und des Gehirns. Lysin fördert die Bildung von Collagen, das unsere Haut elastisch und jung erhält. Mit Hilfe von Lysin wird aus der Nahrung das Calcium besser vom Organismus aufgenommen.

- **Phenylalanin** fördert die Produktion von einzelnen Hormonen, zum Beispiel von Adrenalin und Noradrenalin. Phenylalanin kann Depressionen vorbeugen.

- **Tyrosin** ist für den gesamten Hormonstoffwechsel wichtig, aber auch für die Funktion der Leber und des Gehirns. Wir brauchen Tyrosin, damit wir Botenstoffe und Glückshormone bilden können.

- **Threonin** braucht der Mensch für seine normale Wachstumsentwicklung.

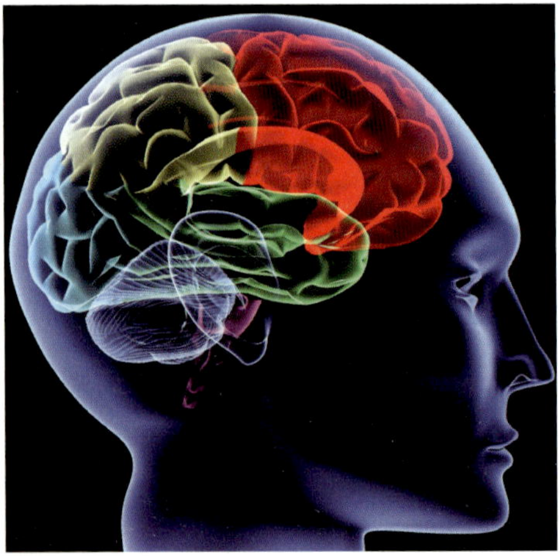

- **Glycin** fördert die natürlichen Entgiftungsvorgänge im Körper und schützt auf diese Weise vor einer Reihe von Erkrankungen.

- **Serin** ist am Aufbau vieler körpereigener Substanzen beteiligt. Es aktiviert zahlreiche Enzyme. Wir brauchen Serin für die Energieversorgung, für eine gute Gedächtnisleistung und eine bessere Lernfähigkeit. Es ist wichtig für den Stoffwechsel von Proteinen.

- **Tryptophan** wird für die Herstellung des Nervenbotenstoffes und des Glückshormons Serotonin benötigt. Es reguliert den Schlaf- und Wach-Rhythmus, hat Einfluss auf unsere Stimmungslage und auf das Schmerzempfinden. Der Leberstoffwechsel braucht Tryptophan. Diese Aminosäure ist aber auch wichtig für die Bildung des Hautfarbpigments Melanin und für die Produktion des Vitamins B_3.

- **Arginin** schützt die Blutgefäße, hat einen positiven Einfluss auf die Hormone und stärkt das Immunsystem. Es ist auch an Entgiftungsprozessen im Körper beteiligt und kann den Haarwuchs fördern, weil es die Arbeit von Haarwurzeln aktiviert.

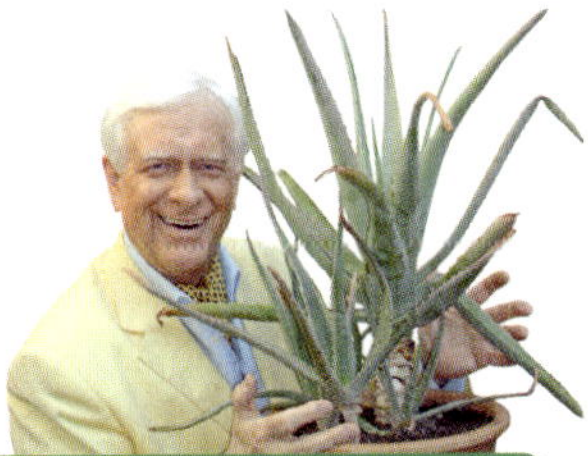

Wissenswertes

Aminosäuren sind Energie spendende Eiweißbausteine. Das Gel aus dem Blattinneren der Aloe Vera liefert uns insgesamt 20 Aminosäuren. Darunter befinden sich 9 lebensnotwendige.

- **Cystein** ist eine besonders wichtige Aminosäure für eine Reihe von Entgiftungsprozessen im Organismus. Damit wird gleichzeitig auch das Immunsystem gestärkt.

- **Glutaminsäure** stärkt ebenfalls die körpereigenen natürlichen Abwehrkräfte. Sie fördert das Wachstum der Muskeln und schützt die Schleimhaut des Dünndarms.

- **Histidin** ist wichtig für das Blut und für die Immunkraft. Es beugt allergischen und entzündlichen Erkrankungen vor.

- **Taurin** brauchen wir für kräftige Augen, starke Nerven, für ein gesundes Herz und einen guten Fettstoffwechsel.

- **Alanin** reguliert den Blutzuckerspiegel, liefert Energie und wird für den Aufbau von Glukose genutzt. Es ist am Stoffwechsel von Vitamin B_6 beteiligt und kann einen zu hohen Cholesterinspiegel senken.

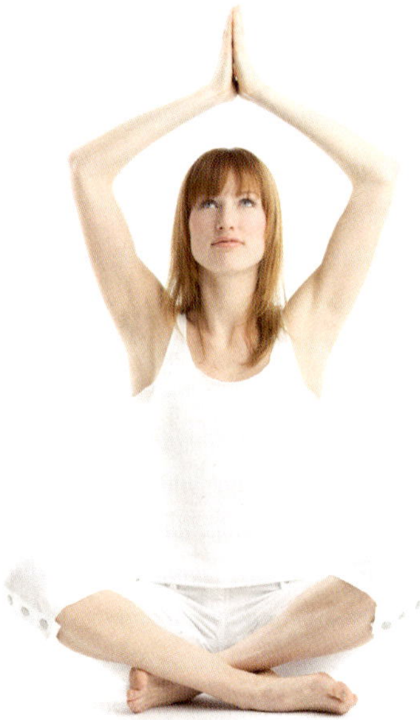

- **Asparaginsäure** steigert die Konzentration und Leistungsfähigkeit. Sie ist ein Energie- und Vitalitäts-Spender.
- **Methionin** stärkt die Zellwände, die Nerven und fördert das Entgiften. Es greift aber auch helfend in den Säure-Basen-Haushalt des Organismus ein.
- **Prolin** ist ein wichtiger Bestandteil von Collagen, hält die Haut jung, unterstützt die Bildung von Bindegewebe und Knorpel in den Gelenken und bekämpft auch Entzündungen in den Gelenken.
- **Hyroxyprolin** ist ebenfalls ein wichtiger Bestandteil von Collagen und unterstützt den Aufbau und die Beweglichkeit von Gelenken, Sehnen und von Bindegewebe.

Die Enzyme in der Aloe Vera schützen, helfen, aktivieren

Eine Heerschar von Helfern

Enzyme bestehen aus Proteinen. Es handelt sich daher um Eiweiße, die als Biokatalysatoren viele chemische Reaktionen erleichtern und verbessern.

Enzyme sind in allen Zellen des menschlichen Körpers enthalten und spielen eine entscheidende Rolle beim Stoffwechsel und bei der Arbeit verschiedener Organe.

Sie greifen auch ein, wenn ein Organ gefährdet ist, krank zu werden. Daher kann man an der Konzentration bestimmter Enzyme im Blut erkennen, wo Organprobleme auftreten. Enzyme spielen aber auch eine große Rolle bei der Aufspaltung von Nahrungsbestandteilen im Verdauungstrakt.

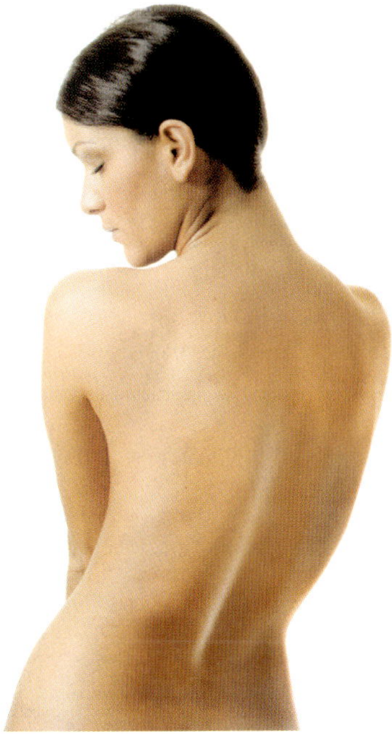

Man weiß heute in der Medizin, dass ein Enzymdefekt zu bestimmten Krankheiten führen kann und dass man durch die Einnahme bestimmter Enzympräparate Krankheiten hemmen und bekämpfen kann.

Die Aloe Vera versorgt uns mit einer breiten Palette an Enzymen, die wichtige Aufgaben im Fettstoffwechsel und bei der Entgiftungsarbeit der Leber erfüllen.

Und das sind die Enzyme, die im Blatt-Gel der Aloe Vera nachweisbar sind:

- Die **Amylasen** sind Verdauungsenzyme mit einer ganz speziellen Aufgabe: Sie spalten und schließen die mit der Nahrung aufgenommenen Kohlenhydrate auf.
- Auch die **Lipasen** sind Verdauungsenzyme, nur mit dem einen Unterschied, dass sie für die Fettspaltung und Fettverdauung zuständig sind.
- Die dritte Gruppe der wichtigen Verdauungsenzyme im Aloe Vera Gel sind die **Proteasen.** Sie spalten das mit der Nahrung aufgenommene Eiweiß.

Im Aloe Blatt-Gel sind – neben vielen weiteren wichtigen Enzymen – drei Verdauungsenzyme enthalten: die Lipasen, Amylasen und Proteasen.

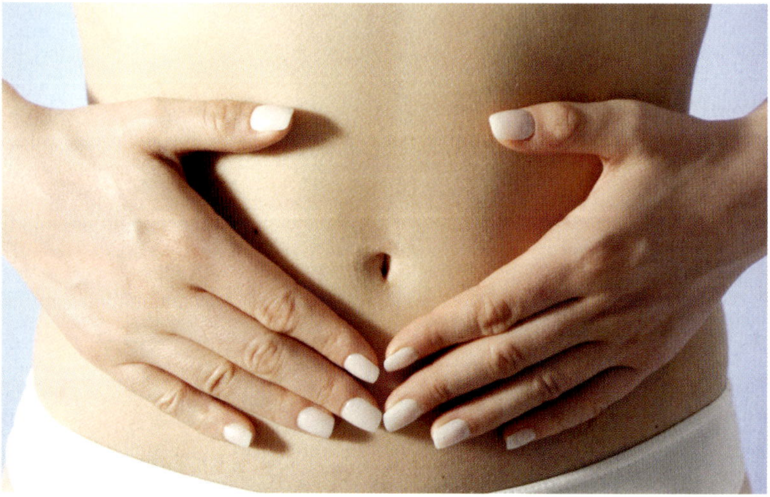

- Die **Cellulasen** trennen die Cellulose, soweit sie verarbeitet und aufgeschlossen werden kann. Sie sind sehr wichtig für die Aufbereitung der Ballaststoffe.
- Die **Bradykinasen** im Aloe Vera Gel hingegen hemmen Schmerzen und Entzündungen. Außerdem stimulieren sie die Immunkräfte des Körpers.
- Die **Kreatin-Phosphokinasen** sind wichtig für die Energiegewinnung in den Muskelzellen.
- Die **Katalasen** im Aloe Vera Gel sind antioxidative Enzyme. Sie schützen uns vor Umweltschadstoffen und Giften, aber auch vor Schadstoffen, die im Rahmen des körpereigenen Stoffwechsels entstehen.

Mit all diesen Enzymen liefert die Aloe Vera eine Heerschar von emsigen Helfern für unsere Gesundheit, Vitalität, für unsere Fitness und für unser Wohlbefinden.

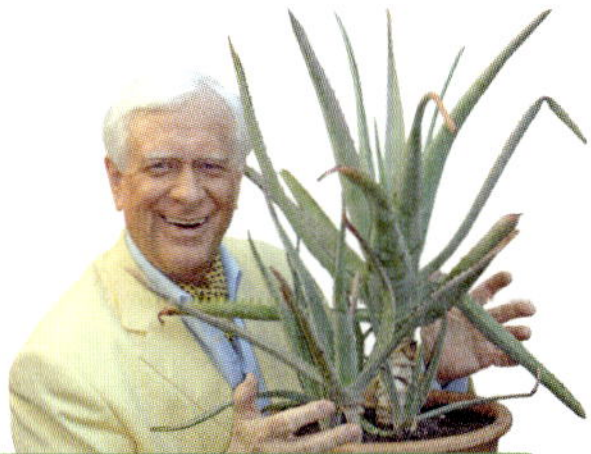

Wissenswertes

Die Aloe Vera versorgt uns mit einer breiten Palette an Enzymen, die wichtige Aufgaben im Fettstoffwechsel und bei der Entgiftungsarbeit der Leber erfüllen

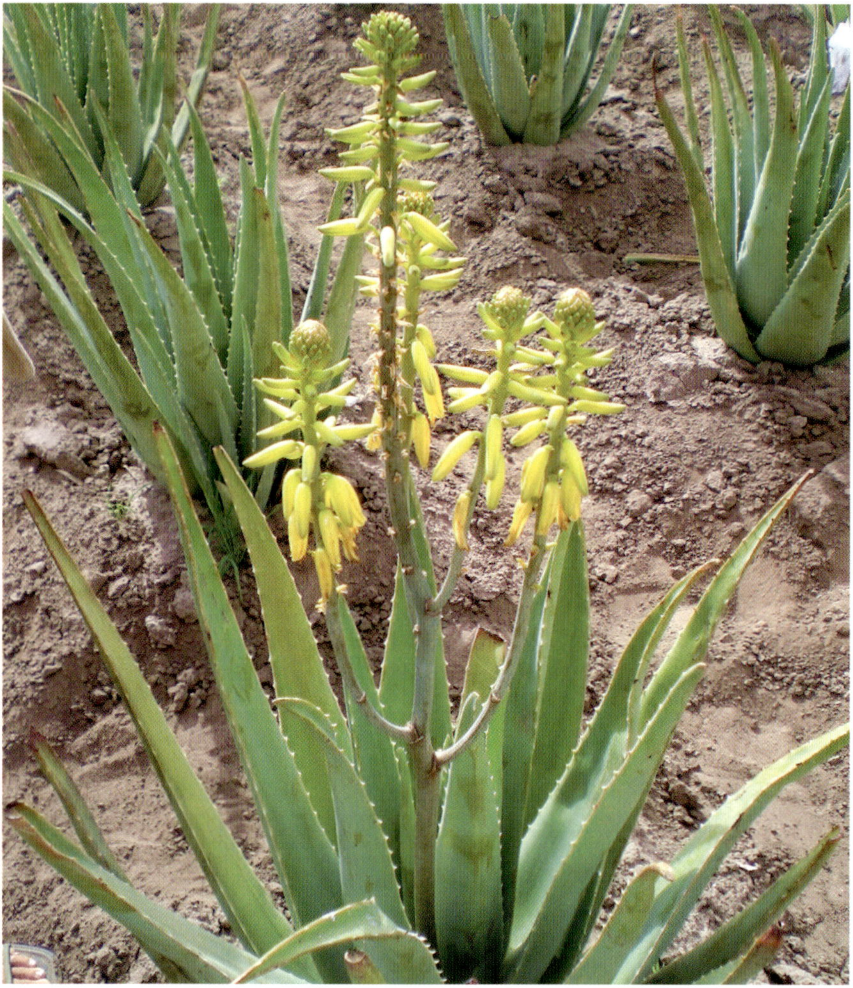

Nur liebevolle „Handarbeit" garantiert höchste Qualität!

Aloe Vera: Der Weg von der Pflanze zum heilsamen Gel

All die hochaktiven Wirkstoffe im Gel des Aloe Vera Blattes haben natürlich nur dann die nötige Kraft, wenn dieses Gel von höchster und bester Qualität ist. Und da muss man sagen: Aloe Vera ist nicht gleich Aloe Vera. Daran sollte man denken, wenn man sich entscheidet, die natürlichen Kräfte dieser Pflanze zu nutzen. Denn speziell beim Anbau, bei der Ernte und bei der Verarbeitung können diese sehr schnell verloren gehen.

Daher ist es wichtig, dass der Weg von der Pflanze zum Gel streng überwacht und sehr verantwortungsvoll durchgeführt wird. Das Gel, das wir für unsere Gesundheit und Schönheit einsetzen, darf weder starkem Druck noch hohen Temperaturen ausgesetzt werden. Nur wenn es schonend stabilisiert wird, hat man die Gewähr, dass alle Wirkstoffe voll erhalten bleiben. Das bedeutet aber: Aloe Vera Gel ist dann von höchster Qualität, wenn es mit liebevoller Handarbeit aufbereitet wird. Es ist auch nur dann wirksam, wenn es von einer unvergleichlichen Reinheit ist.

Schauen wir uns doch einmal den Anbau an. Die Aloe Vera Barbadensis Miller liebt heiße, trockene Sommer. Eine qualitativ hochwertige Aloe kommt daher von Plantagen in wärmeren Landstrichen. Die idealen Gebiete liegen zum Beispiel in Mexiko und in der Dominikanischen Republik. Das sind insgesamt viele Tausende Hektar Anbaufläche. Man muss sich das einmal vorstellen: Allein auf der Karibikinsel werden zum Beispiel viele Millionen Pflanzen der Aloe Vera Barbadensis Miller angebaut.

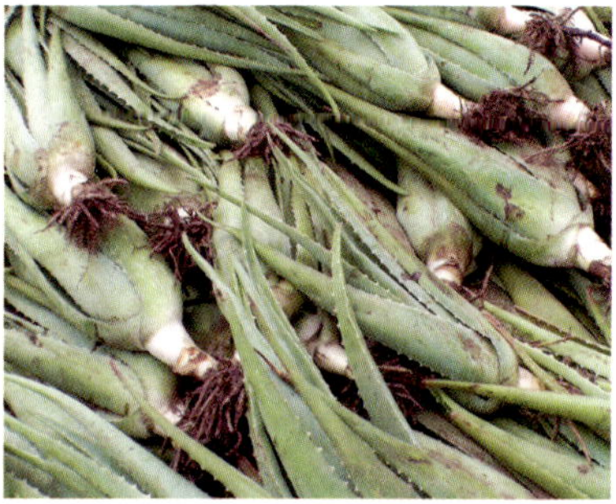

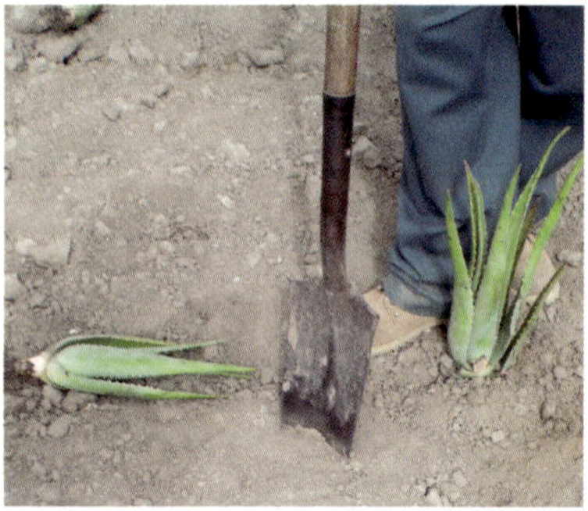

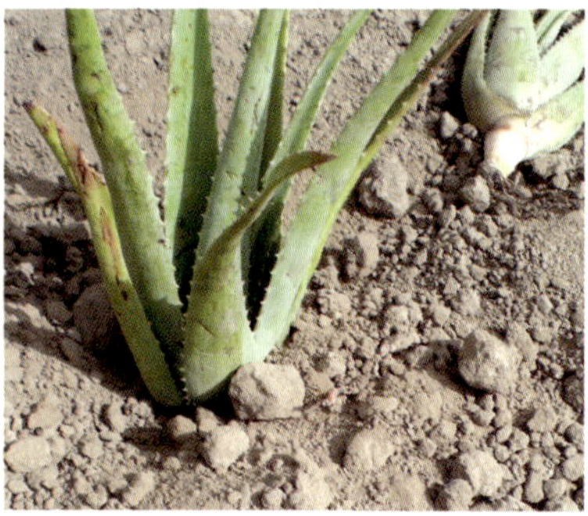

Die neuen Setzlinge werden in sorgsamer Aufzucht aus Ablegern der bereits auf der Plantage vorhandenen erstklassigen älteren Pflanzen gezüchtet und dann von Hand Stück für Stück in die Erde gebracht.

Bei einer Aloe Vera von höchster Qualität wird beim Anbau völlig auf Pestizide verzichtet. Es kommen nur natürliche Düngemittel zum Einsatz. Die Pflanzen müssen nun drei bis fünf Jahre gepflegt werden. Erst dann sind die äußeren Blätter reif für die Ernte. Diese Aufzucht muss von erfahrenen Fachkräften durchgeführt werden.

Wenn die Aloe Vera „reif" ist, werden wieder per Hand von speziell ausgebildeten Pflückern die äußeren Blätter der Pflanze mit einem scharfen Messer abgeschnitten und vorsichtig entfernt. Durch die aufwändige Handarbeit wird gewährleistet, dass wirklich nur reife, nährstoffreiche Blätter in die Produktion gelangen.

Nach dieser vorsichtigen, aufwändigen Ernte ist Eile geboten, denn die wertvollen Pflanzeninhaltstoffe gehen sehr schnell durch Oxidationsprozesse verloren. Daher ist es wichtig, dass zur Gewinnung des Aloe Vera Gels die Verarbeitung sozusagen direkt am Feld beginnt. Bei der vorbildlichen Gewinnung des Gels liegen die modernen, klimakontrollierten Produktionsanlagen im Idealfall gleich unmittelbar neben den Anbauflächen, ähnlich wie das bei der Produktion von Tiefkühlgemüse bester Qualität der Fall ist. Die Aloe Vera Blätter müssen also rasch vor Ort sein. Als erstes werden sie gründlich gesäubert. Sie werden mehrmals in kaltem, frischem Wasser gewaschen. Dann werden sie nochmals von Hand auf Rückstände oder Verletzungen untersucht und sortiert.

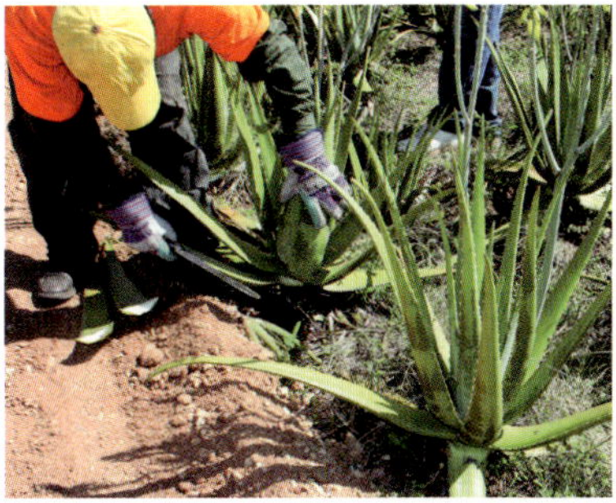

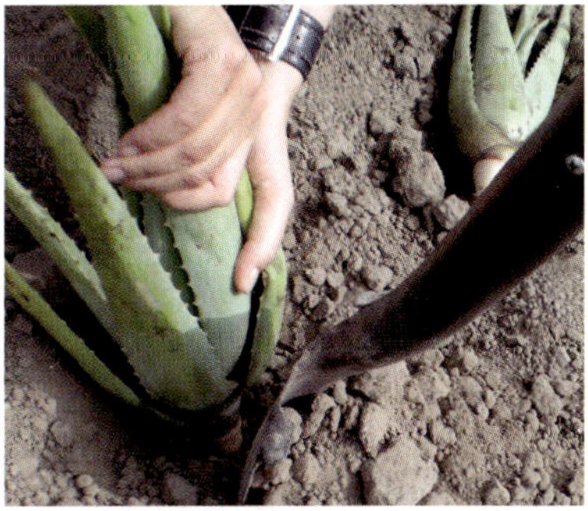

Jetzt kommt ein ganz entscheidender Prozess: Das klare Gel aus dem Blatt wird von der Rinde – auch Haut genannt – getrennt. Da zeigt sich die besondere Sorgfalt beim Aloe-Hersteller. Das pure Gel wird vorsichtig herausgezogen. Die Rinde wird nicht entsorgt. Sie gelangt als Düngemittel in den landwirtschaftlichen Kreislauf und wird auf die Felder gebracht. Das Aloe Vera Gel wird in großen Edelstahltanks gesammelt und sofort ohne Anwendung von Druck und Temperatur stabilisiert. Damit sind die Inhaltstoffe des Aloe Vera Gels vor schädlichen Oxidationsprozessen geschützt. Die natürliche Wirksamkeit bleibt erhalten.

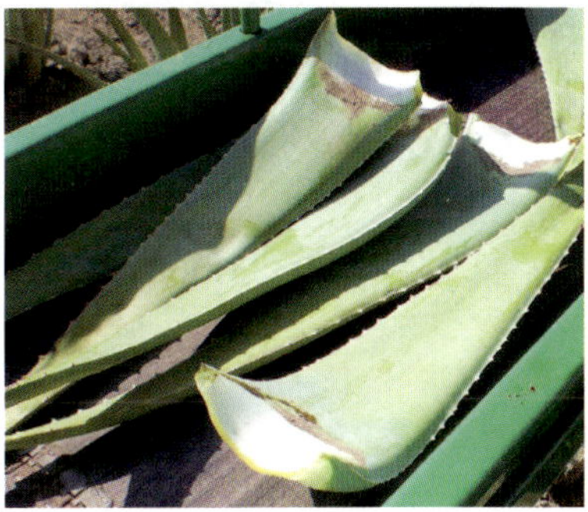

Die hohe Qualität kann nur durch ständige Kontrollen gewährleistet werden. Vor und nach dem Stabilisierungsprozess wird das Aloe Vera Gel genauestens im Labor auf seine Reinheit und auf die richtige Konzentration der Inhaltstoffe geprüft. Erst wenn diese Qualitätskontrollen abgeschlossen sind, gelangt das hochwertige Gel in die Produktionsanlagen. Wenn es dort angelangt ist, wird es noch einmal von Mikrobiologen getestet.

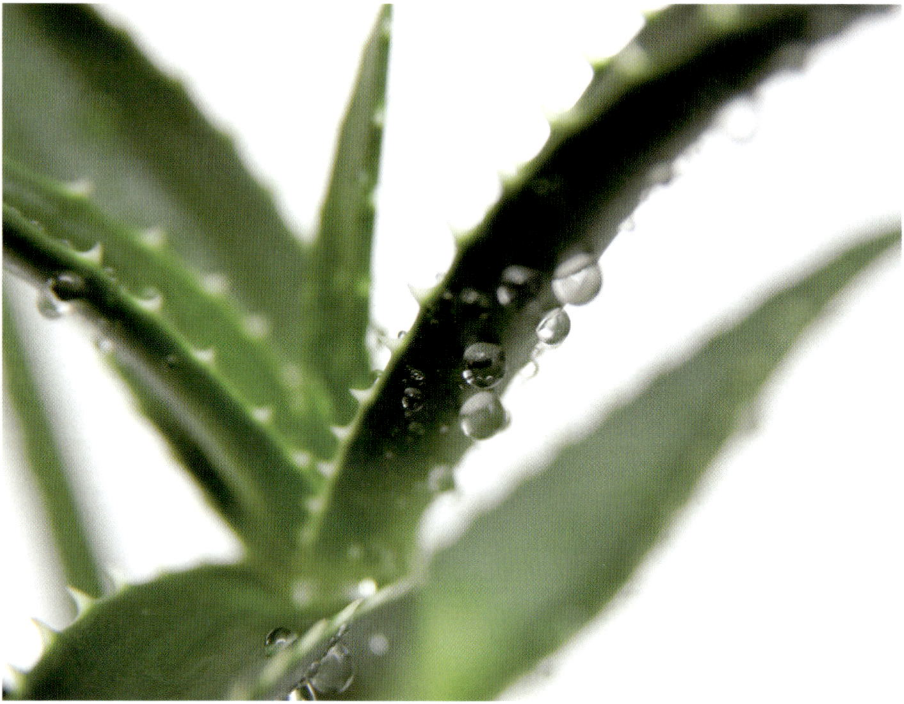

Erst wenn die Freigabe erfolgt ist, gelangt das Gel zu den Abfüllstationen. Und sogar während der Abfüllung wird das einfließende Gel in Stichproben noch einmal auf Reinheit und Qualität untersucht. Es muss nach wie vor in seiner Konsistenz identisch mit dem Gel in der gesund wachsenden Pflanze am Feld sein.

Für den Konsumenten ist es wichtig, dass das Aloe Vera Gel das Siegel des IASC – des International Aloe Science Council – trägt. Man sollte beim Kauf des Aloe Vera Gels genau lesen, was auf der Packung steht. Die Aloe Vera Barbadensis muss ganz klar ausgewiesen sein und ganz oben auf der Inhaltsliste stehen.

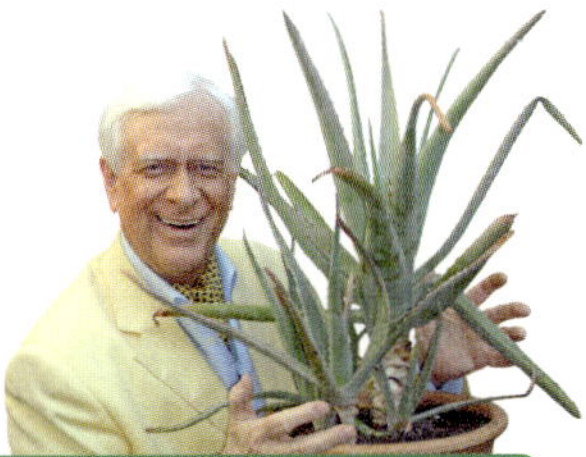

Vorsicht sollte man bei den Begriffen „Konzentrat", „gefriergetrocknet" und „sprühgetrocknet" walten lassen. Dahinter verbirgt sich meist ein hoher zugeführter Wasseranteil. Man sollte niemals auf Werbeaussagen hören, sondern immer genau kontrollieren. Wie heißt doch so schön ein alter Slogan: „Vertrauen ist gut. Kontrolle ist besser!"

Es ist für den Verbraucher nicht leicht, aus der Fülle der angebotenen Aloe Vera-Produkte das richtige auszuwählen. Aber eines kann weiterhelfen: Der Geschmack und die Farbe des Gels erleichtern die Qualitätskontrolle. Das reine Aloe Vera Gel schmeckt leicht bitter und so richtig nach Pflanze und Natur. Und da es Faserstoffe der Pflanze enthält, zeigt es auch eine zart milchige Trübung.

Wissenswertes

Das Gel, das wir für unsere Gesundheit und Schönheit einsetzen, darf weder starkem Druck noch hohen Temperaturen ausgesetzt werden. Nur wenn es schonend stabilisiert wird, hat man die Gewähr, dass alle Wirkstoffe voll erhalten bleiben.

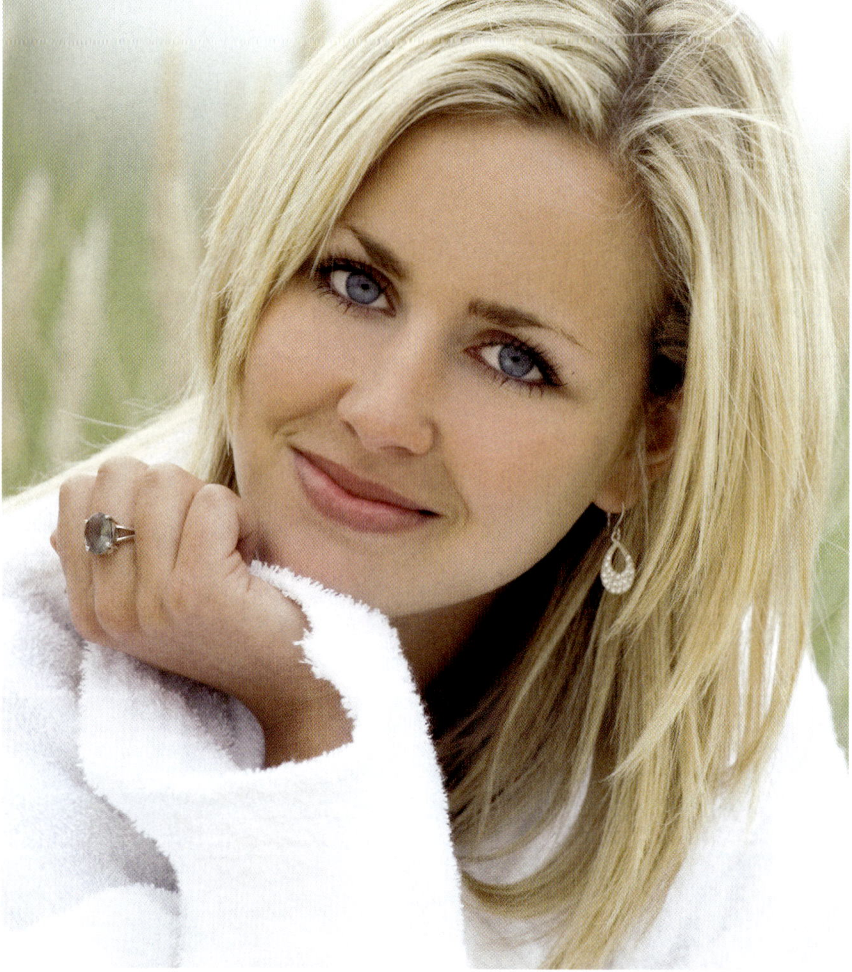

Die ideale Verbindung zwischen Schul- und Naturmedizin

Aloe Vera: ein Tausendsassa für Gesundheit und Vitalität

Wer sich die vielen Wirkstoffe des Aloe Vera Gels bewusst macht, dem wird klar: Man kann mit dem Einsatz des faszinierenden Gels viele gesundheitliche Beschwerden und Probleme bekämpfen. Man darf aber nicht verleitet werden, die Aloe Vera als „Wundermittel" anzusehen, auch wenn das Wirkspektrum sehr groß ist. Das Aloe Vera Gel ist ein wertvolles Getränk, das die Genesung zu unterstützen vermag. Man kann im Rahmen einer ganzheitlichen Lebensphilosophie die Kräfte der Aloe Vera nützen, um Krankheits-Vorbeugung zu betreiben. Und man kann bei vorhandenen Beschwerden die Lebensqualität enorm verbessern.

Eines aber ist wichtig. Auch wenn man Aloe Vera Gel im Haus hat, darf man bei schwerwiegenden Gesundheitsproblemen, bei chronischen Krankheiten und bei nicht ganz klaren Krankheitsbildern niemals selbst an sich „herumdoktern". Das ist gefährlich, denn hinter einem scheinbar harmlosen Symptom kann ein schweres Leiden verborgen sein, das einzig und allein der Arzt im Rahmen einer Diagnose richtig erkennen kann. Sobald dann aber eine genaue Diagnose vorliegt, ist es sinnvoll, in Absprache mit dem Arzt das Aloe Vera Gel gezielt und unterstützend einzusetzen.

Darin liegt der ungeheure Wert dieser wirkstoffreichen Pflanze. Und genau das macht die Aloe Vera so wertvoll und einzigartig: Sie ist eine ideale Verbindung zwischen der Naturmedizin und der sogenannten Schulmedizin, weil sie von beiden Richtungen anerkannt und genützt wird.

Wer sich mit der gesundheitsfördernden Wirkung des Aloe Vera Gels befasst, der sollte wissen:

- Es wirkt gegen Krankheitserreger wie Viren, Bakterien und Pilze.
- Es beschleunigt den Wundheilungsprozess um ein Vielfaches und zwar bei Verletzungen und Verbrennungen. Die Schulmedizin nützt diese Eigenschaft der Aloe Vera intensiv. Die Wirkstoffe im Gel können nämlich in erstaunlicher Schnelligkeit die Haut reparieren.

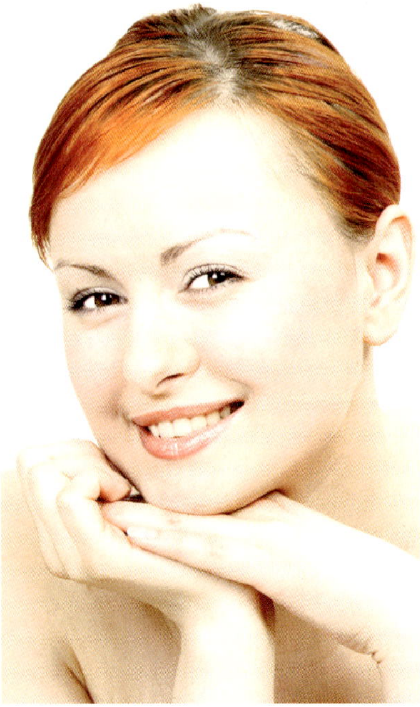

Daher werden in der Dermatologie in Kliniken Verbrennungen sehr oft mit Aloe Vera behandelt. Patienten mit schwersten Verbrennungen an vielen verschiedenen Körperstellen werden in ein Aloe Vera-Bad gelegt.

- Es stärkt das Immunsystem, weil das Acemannan die Fresszellen – Makrophagen genannt – und die Killerzellen aktiviert und zu Höchstleistungen anspornt.
- Es reguliert und aktiviert den gesamten Stoffwechsel.
- Es unterstützt sämtliche Verdauungsvorgänge und fördert den Aufbau einer intakten Darmflora, der Welt der positiven und gesundheitsfördernden Bakterien im Darm.

- Das Aloe Vera Gel entgiftet den Organismus.
- Es unterstützt die Zellerneuerung, verlängert zugleich aber auch die Lebensspanne der gesunden Körperzellen.
- Es kann Schmerzen bekämpfen oder zumindest lindern.
- Es sorgt auch dafür, dass körperfremdes Protein im Blut rasch abtransportiert wird und daher keine Allergie-Anfälle auslösen kann.
- Das Aloe Vera Gel kann „Sünden" in unseren Lebensgewohnheiten entschärfen und uns dabei helfen, sie besser zu meistern. Das muss man sich so vorstellen: Wenn unser Körper optimal über die tägliche Ernährung mit einer Fülle von Vitalstoffen – Vitaminen, Mineralstoffen,

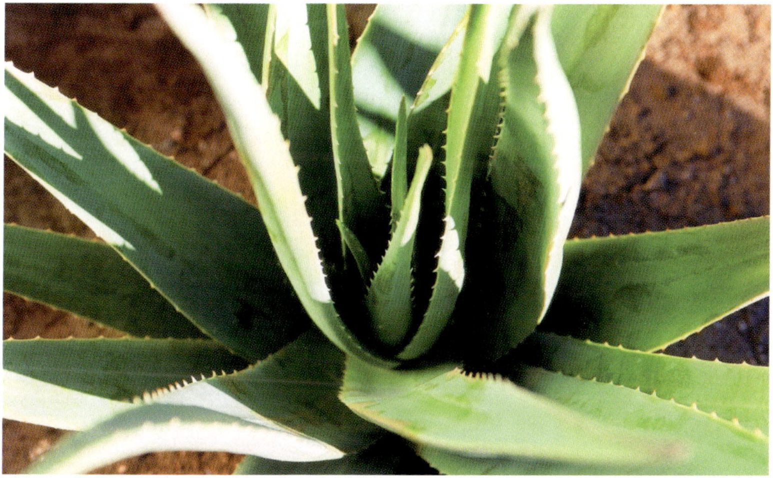

Spurenelementen, Aminosäuren, Enzymen und sekundären Pflanzenstoffen – versorgt wird, dann bleibt er lange gesund, fit und vital, altert langsamer. Wenn man sich aber – was ja überwiegend passiert – nicht optimal ernährt und sich obendrein zu wenig bewegt, vielleicht auch noch etliche Sünden begeht, wie zum Beispiel rauchen oder zu viel Alkohol konsumieren, dann schlittert der Körper mit der Zeit in ein gewaltiges Nährstoffdefizit. Und daraus können gesundheitliche Probleme entstehen. In genau diesem Fall kann das Aloe Vera Gel so eine Art „Schutzpolizei" darstellen. Es liefert nämlich eine große Palette an Vitalstoffe, so dass ein Defizit erst gar nicht entstehen kann. Ebenso gibt es die Chance, das Aloe Vera Gel als „Feuerwehr" dort einzusetzen, wo bereits die ersten Folgen eines Nährstoffmangels zu erkennen sind.

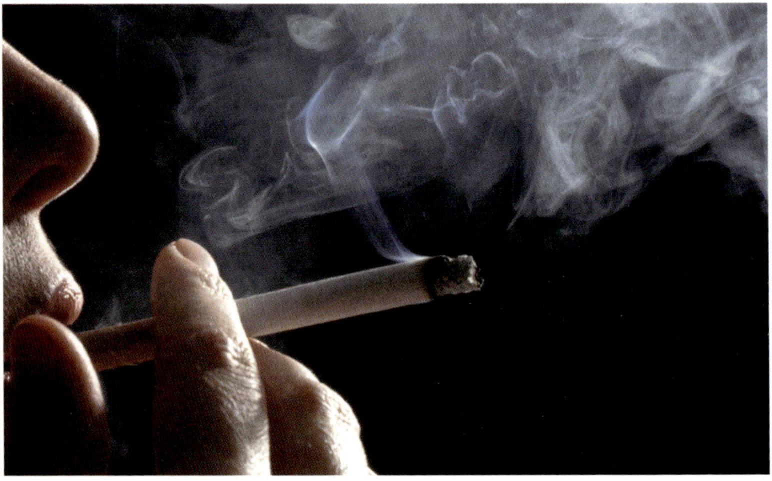

- Ein ganz wesentlicher Punkt bei den Leistungen der Aloe Vera ist die Tatsache, dass zum Beispiel die regelmäßige Zufuhr des Gels von bester Qualität die Leistungsfähigkeit des Menschen steigert und die Basis für ein harmonisches Wohlbefinden schafft. Dadurch kann das Gehirn wieder mehr Glückshormone erzeugen. Die Lebensfreude wird gesteigert, was wieder einem starken Immunsystem zugute kommt.

In diesem Zusammenhang steht natürlich die Frage im Raum: Wie viel Aloe Vera Gel sollte man für eine gute Vorsorge, für Wohlbefinden und Leistungskraft, für Vitalität und für ein starkes Immunsystem trinken? Das hängt natürlich von der körperlichen Verfassung ab, vom Gesundheitszustand und vom Körpergewicht. Generell aber gilt die Empfehlung: täglich 50 bis 100 Milliliter reines, hochwertiges Aloe Vera Gel bei Erwachsenen.

Aloe Vera Gel ist ein Naturprodukt, daher muss man Geduld haben. Es ist kein Zaubertrank. Eine Kur sollte daher mindestens über einen Zeitraum von drei bis vier Monaten durchgeführt werden. Natürlich kann man schon vorher Erfolg haben, doch die Wirkung tritt manchmal erst nach längerer Zeit ein.

Man muss allerdings auch sagen: Aloe Vera Gel verfügt auch über eine Heilkraft, die binnen weniger Minuten eintritt. Wenn man zum Beispiel eine kleine Kratzwunde oder eine zarte Schnittwunde hat. Man betupft sie mit dem puren Aloe Vera Gel.

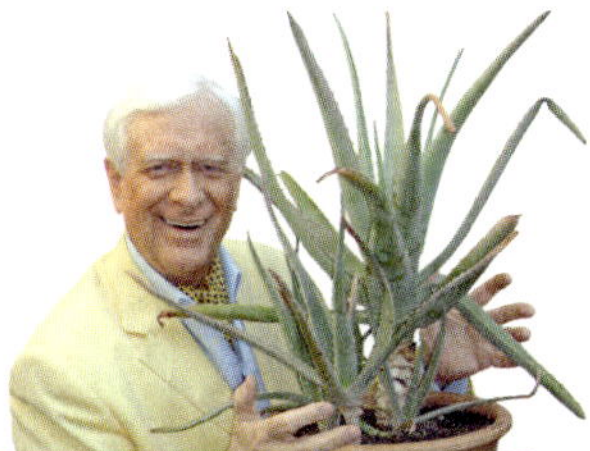

Wissenswertes

Das Aloe Vera Gel kann als „Feuerwehr" dort eingesetzt werden, wo bereits die ersten Folgen eines Nährstoff-Mangels zu erkennen sind.

Minuten später kann man den Reparaturvorgang auf der Haut beobachten, und auch der „kleine Schmerz" lässt schnell nach.

Mitunter wirkt das Aloe Vera Gel auch über Nacht. Das kann ich aus eigenem Erleben bestätigen. Ich habe zwei wundervolle, bezaubernde Katerchen mit Namen Timmi und Tommi. Wenn ich mit den beiden spiele und heftig herumbalge, da geht es oft „heiß" her! Die Folge: Ich bekomme an den Armen und Händen so manchen Kratzer ab. Doch das ist kein Problem für mich: Ich trage Aloe Vera Gel auf die Haut auf. Und am nächsten Tag ist nichts mehr zu sehen. Ich bin jedes Mal über den Reparaturmechanismus der Aloe fasziniert.

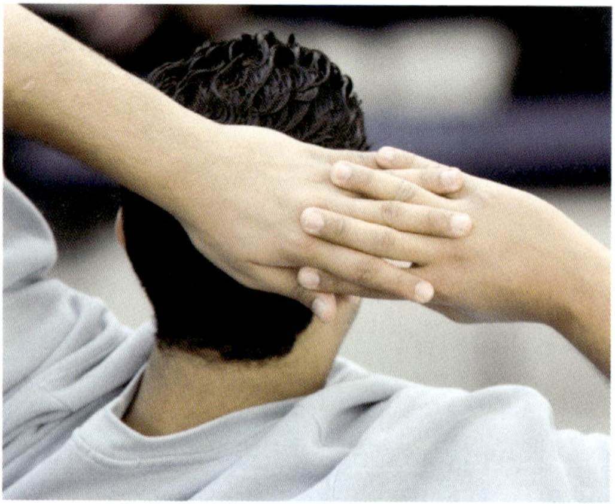

Kleine Kratzer an den Armen heilen mit dem Aloe Vera Gel rascher.

Man kann das Aloe Vera Gel innerlich und äußerlich anwenden. Bei der äußerlichen Anwendung gibt es natürlich zahllose Möglichkeiten auf dem Gebiet der Kosmetik.

Geballte Anti-Aging-Kraft

Länger jung bleiben mit Aloe Vera: Wie soll das funktionieren?

Die Menschen hatten schon immer den Traum von der ewigen Jugend, vom Jungbleiben. Sie haben sich immer einen Jungbrunnen gewünscht. Auch die teuersten Anti-Aging-Hormone können die biologische Uhr nicht wirklich zurückdrehen oder langsamer ticken lassen. Weitaus besser ist es, den Lebensstil zu verbessern, Alltagssünden wie Rauchen, Bewegungsmangel und zuviel Alkohol abzubauen.

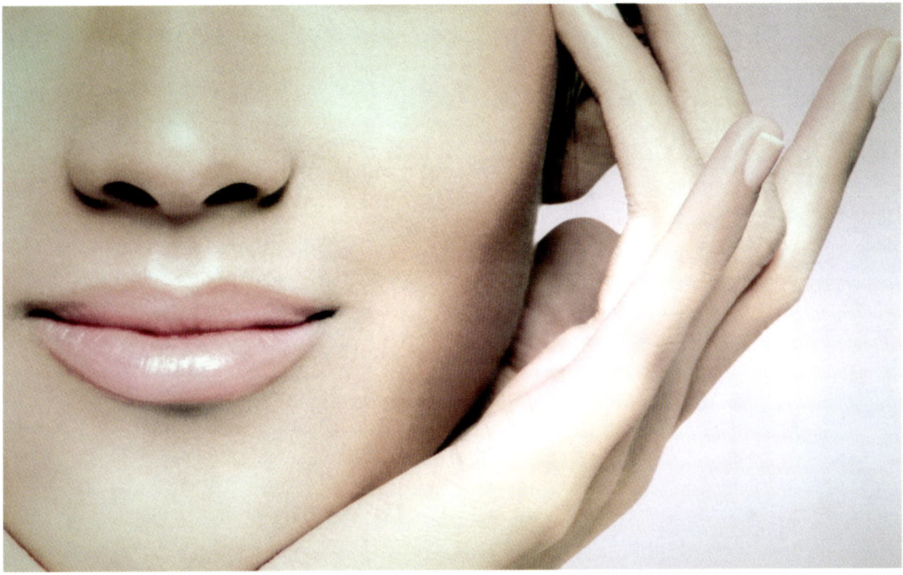

Ja, und dann können uns die wunderbaren Kräfte der Aloe Vera helfen, möglichst lange fit, vital und attraktiv zu bleiben. Das alles lässt uns nämlich nachweislich jünger wirken. Es ist kein Zufall, dass man im Ägypten der Antike die Aloe Vera die „Pflanze der Unsterblichkeit" nannte. Berühmte Frauen der Geschichte, wie die ägyptische Königin Nofretete, badeten in Aloe Vera Gel, um lange jugendlich und schön zu bleiben. Auch im antiken Griechenland galt die Pflanze als Symbol für Schönheit, Jugendlichkeit und Gesundheit.

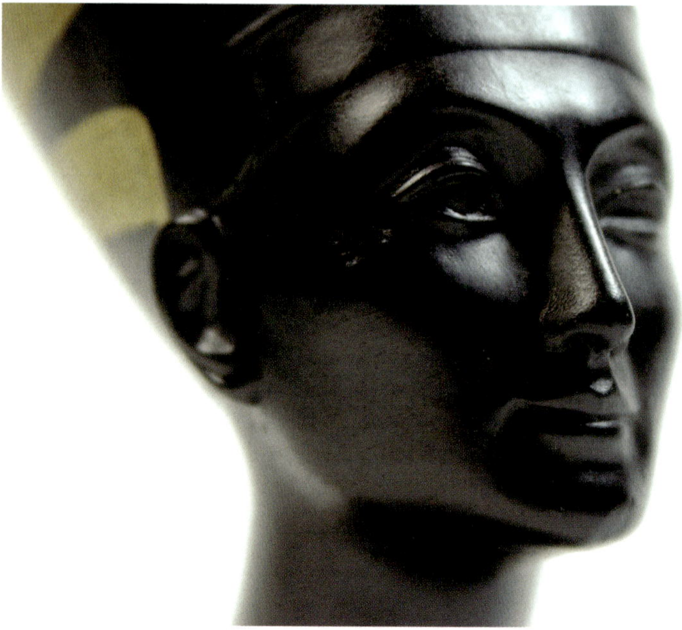

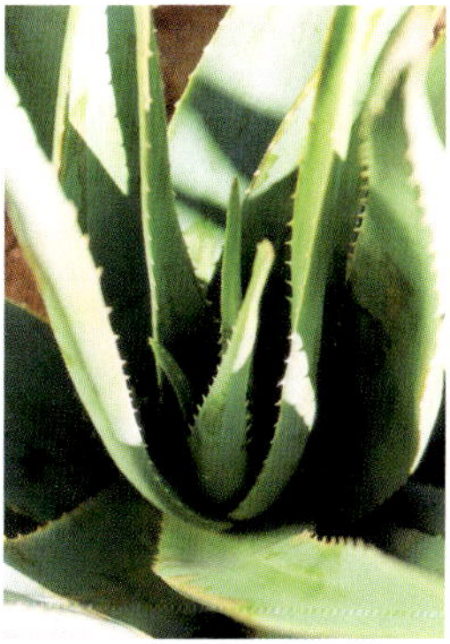

Mittlerweise hat sich die Wissenschaft von heute mit der Anti-Aging-Kraft der Aloe Vera befasst. Forscher am „Health Science Center" an der Universität von Texas in San Antonio haben beobachtet: Das Gel aus dem Blatt der Wüstenlilie ist in der Lage, die Lebensspanne von Tieren zu verlängern und altersbedingten Krankheiten entgegenzuwirken. Man kann sagen: Die Aloe Vera bringt ideale Voraussetzungen für ein langes, vitales Leben mit sich. Allein, wenn man sich die vielen Inhaltstoffe vor Augen hält, die mit ihren Wirkungen raffiniert ineinander übergreifen und daher eine besondere Kraft an den Tag legen. Mit der Aloe Vera kommen wir Menschen dem Traum vom Jungbrunnen schon sehr nahe.

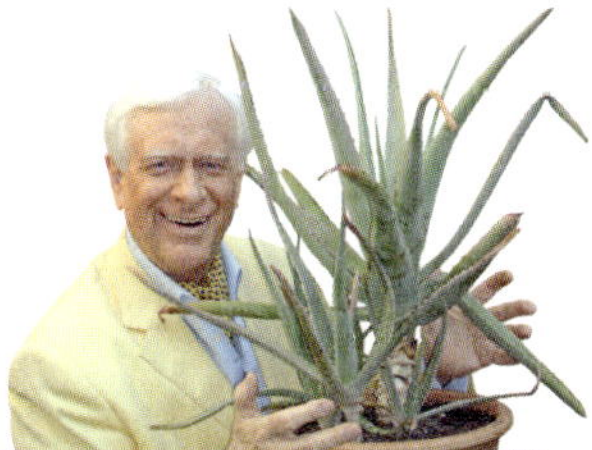

Wissenswertes

Es ist kein Zufall, dass man im Ägypten der Antike die Aloe Vera die „Pflanze der Unsterblichkeit" nannte.

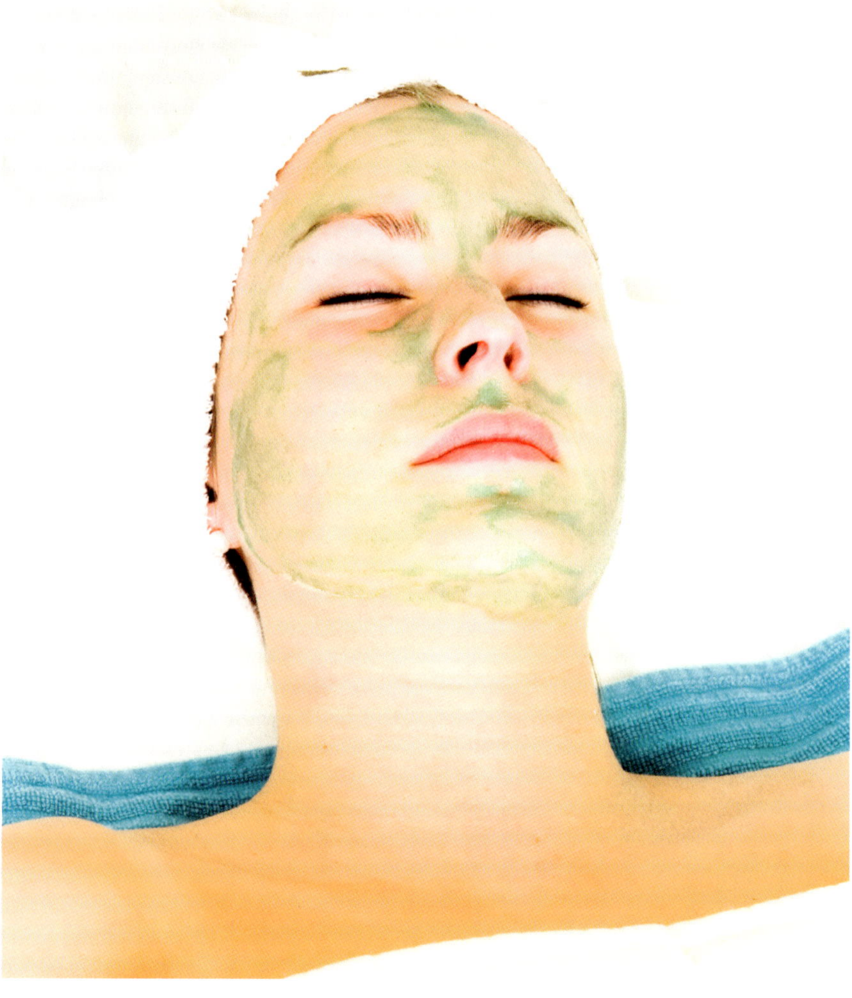

Das Beauty-Center für zuhause!

Schön und attraktiv mit der Kraft der Aloe Vera

Mit der Aloe Vera haben wir Menschen nicht nur die Möglichkeit, eine Menge fürs Gesundbleiben und Gesundwerden zu tun.

Die Wüstenlilie bietet auch eine wunderbare Möglichkeit für eine hochwertige und gesundheitsorientierte Kosmetik. Das Gel aus dem Blatt der Aloe Vera hilft uns gezielt, lange schön, jugendlich und attraktiv zu bleiben. Wir sollten daher die natürlichen Wirkstoffe der Aloe Vera für die Körperpflege von Kopf bis Fuß nützen.

Dabei spielt die Hautpflege eine sehr wichtige Rolle. Das Altern der Haut ist unser Schicksal. Wir können uns noch so jung und fit fühlen, kleine Falten und Fältchen um Augen und Mund verraten in den meisten Fällen unser tatsächliches Alter. Daher sollten wir Einiges tun, um diesen Alterungsprozess so lange wie möglich zu bremsen.

Dazu müssen wir wissen: Es gibt bei der Haut zwei verschiedene Alterungsprozesse. Einerseits die innere Hautalterung, die sogenannte biologische, und andererseits die äußere Hautalterung.

- Die innere biologische Alterung liegt in den Genen und ist uns vorherbestimmt. Je nach Veranlagung altern wir schneller oder langsamer. Die elastischen, kollagenen Stützfasern, die tief in der Haut sitzen, gehen im Laufe der Zeit verloren. Dadurch entstehen die ersten Falten. Mit den Jahren verliert die Haut immer mehr an Spannkraft, die Falten werden tiefer. Zusätzlich trocknen die Talgdrüsen immer mehr aus. Feuchtigkeit geht verloren. Die Folge: Die Haut wird trocken und rau. Die Durchblutung der Gesichtspartie wird schlechter. Das zeigt sich durch ein blasses und fahles Aussehen.

- Die äußere Hautalterung hängt, wie schon der Name sagt, von äußeren Gegebenheiten ab. Dazu gehören tägliche Umwelteinflüsse wie Autoabgase und Sonneneinstrahlung, das Rauchen, aber auch die trockene Heizungsluft in der kalten Jahreszeit sowie die trockene Luft der Winterkälte draußen. Stress, Schlafmangel, zu wenig Flüssigkeitszufuhr und eine falsche, unausgewogene Ernährung, die meist mit einem Vitamin- und Mineralstoffmangel einhergeht, sind weitere äußere Faktoren, die die Haut rascher altern lassen.

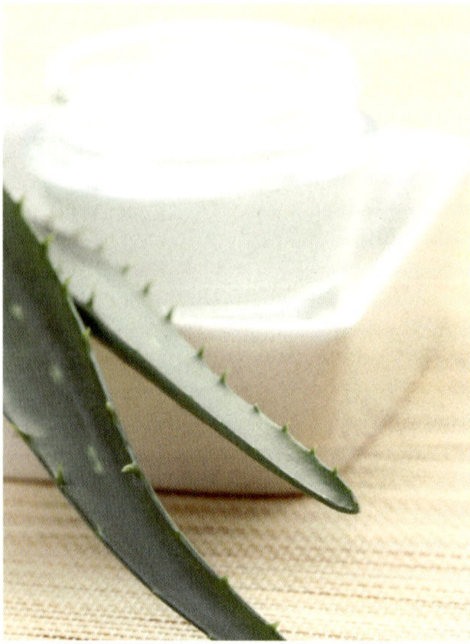

Wenn man der Hautalterung vorbeugen möchte, muss man kosmetische Produkte wählen, die die Haut vor dem schädigenden Einfluss freier Radikaler schützen. Das sind hochaggressive Umwelt- und Stoffwechsel-Schadstoffe, die die Haut angreifen. Hier zeigt sich, dass man mit dem Einsatz von Aloe Vera Gel mit den Vitaminen A, C und E eine Menge erreichen kann.

Damit ist es möglich, den schädigenden Einfluss auf Lipide, Proteine und Nukleinsäuren in den Zellen abzuwehren. Denn durch die Angriffe altern die Hautzellen vorzeitig. Die sogenannten Antioxidantien schützen uns vor den freien Radikalen, die uns vorzeitig alt und krank machen. Da der Körper von sich aus in der Regel zu wenig Antioxidantien hat, weil die Nahrung meist nicht genügend Vitamine und Mineralstoffe liefert, bieten das Aloe Vera Gel und zahlreiche kosmetische Präparate auf der Basis des Aloe Vera Gels eine gute Möglichkeit, unsere Haut von außen mit Antioxidantien zu versorgen. Parallel dazu ist es aber auch sehr sinnvoll, durch das Trinken von Aloe Vera Gel den Kampf gegen frühzeitiges Altern zu unterstützen und der Haut möglichst lange Spannkraft und Elastizität zu erhalten. Die natürlichen Kräfte aus dem Aloe Vera Gel schützen, nähren und pflegen die Haut. Ganz besonders wichtig ist parallel dazu eine entsprechende Flüssigkeitszufuhr von täglich 1,5 bis zwei Liter Wasser oder ungesüßten Kräutertee.

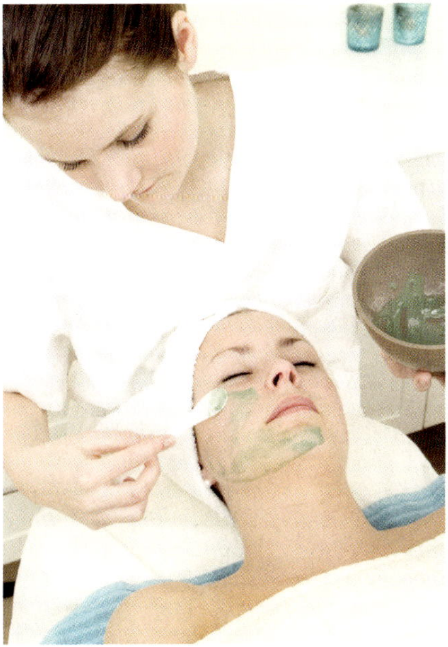

Man muss sich das so vorstellen: Eine ganzheitliche Schönheitspflege mit Aloe Vera Gel basiert auf drei Ebenen: auf der äußeren, der inneren und der mentalen Ebene. Die Haut kann nur dann lange jugendlich, elastisch und gesund bleiben, wenn die Kraft der Aloe Vera regelmäßig von innen und außen genutzt wird. Wirkung von außen bedeutet: die äußere kosmetische Pflege mit den entsprechenden Aloe Vera-Produkten. Innere Kraft meint eine gesunde, ausgewogene Ernährung und das Trinken des hochwertigen Aloe

Vera Gels. Mental heißt: Man muss mit positiver Einstellung durchs Leben gehen, sich um eine gute Ausstrahlung bemühen und sollte auch einmal am Tag von Herzen lachen können. Dazu brauchen wir Energie. Und diese können wir wieder über Vitalstoffe durch das Trinken von Aloe Vera Gel in uns aufbauen. Mentale Schönheitspflege erfordert auch, dass wir uns vom Stress lösen und entspannen lernen, uns zurückziehen und nur für uns da sind, um der Seele neue Kraft zu geben. Es zeigt sich, dass Menschen, die regelmäßig Aloe Vera Gel trinken, den Weg zur mentalen Entspannung leichter finden. Und wie hat der Dichter Charles Dickens so wunderbar geschrieben: „Fröhlichkeit und Zufriedenheit sind vortreffliche Schönheitsmittel. Sie bewahren dem, der sie besitzt, das jugendliche Aussehen!"

Es gibt zahlreiche kosmetische Produkte auf der Basis von Aloe Vera. Sie pflegen die Haut, spenden ihr Feuchtigkeit und schützen sie. Führende Aloe Vera-Hersteller bieten für jede Gelegenheit ein spezielles Produkt an. Die Effekte sind hervorragend. Hier ein paar Beispiele vom internationalen Aloe Vera-Markt:

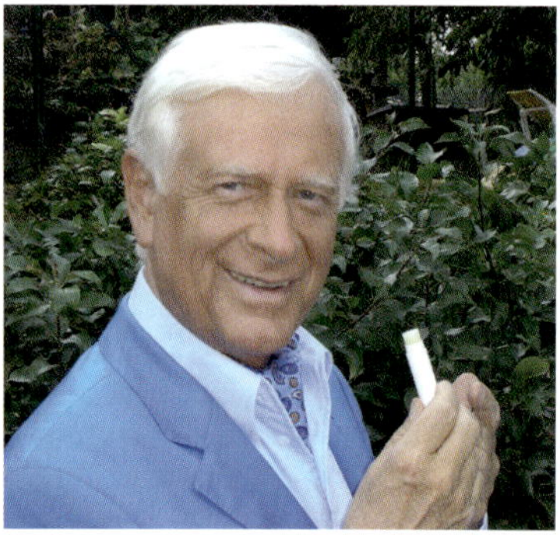

- Da gibt es zum Beispiel für die Ganzkörper-Pflege ein vitalisierendes Bade- und Duschgel.
- Für die Lippen wurde ein Lippenpflegestift auf den Markt gebracht: Der Stift sorgt dafür, dass die Lippen zu jeder Jahreszeit geschmeidig bleiben und ein wunderbares Kuss-Erlebnis ermöglichen. Die Kraft der Aloe Vera verhindert, dass die Lippen austrocknen und rissig werden.

- Auch Zähne und Zahnfleisch kann man mit Aloe Vera Gel verwöhnen. Eine Aloe Vera-Zahncreme reinigt schonend, stärkt empfindliches, entzündetes Zahnfleisch und stoppt mit der Zeit Zahnfleischblutungen. Sie sollte frei von Bleich- und Schleifmitteln und frei von Fluoriden sein. Manche Zahnärzte betonen: Eine Aloe Vera-Zahncreme kann die Bildung von Zahnstein verhindern.

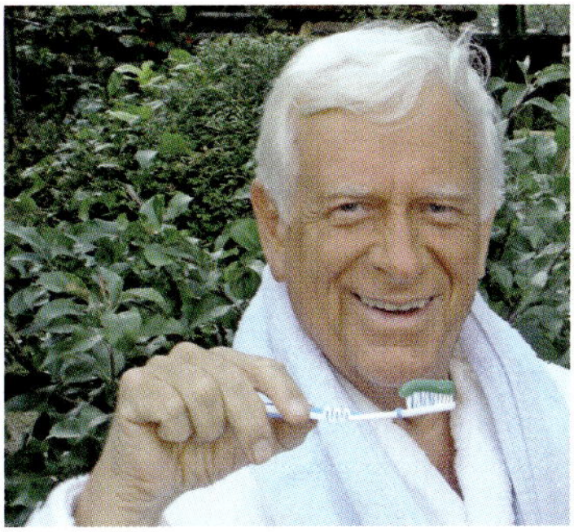

- Interessant und nahezu unentbehrlich ist im Haushalt, in dem die Aloe Vera geschätzt wird, ein Aloe Spray. Er wirkt desinfizierend und fördert die Wundheilung, eignet sich gut zur schnellen Ersten Hilfe bei leichten Verletzungen, kleinen Verbrennungen und bei Sonnenbrand.

  Das Spray wird einfach auf die betreffenden Hautstellen aufgesprüht. Man kann ihn auch für einen Trick einsetzen: Mischen Sie das Spray eins zu eins mit Ihrer persönlichen Lieblings-Körpercreme und sprühen Sie sie auf. Sie verbrauchen weniger, sparen Geld und die Creme zieht schneller in die Haut ein. Und wenn Sie im Sommer unter der Hitze stöhnen, holen Sie das Aloe Spray aus dem Kühlschrank und besprühen kurz die Handgelenke und den Nacken. Nach dem Waschen ins feuchte Haar gesprüht, wirkt das Aloe Spray wie ein Haarfestiger.

- Es gibt auch komplette Körperpflegesets auf Aloe Vera-Basis, die man gezielt gegen Cellulite einsetzt. Aloe Vera Gel besitzt – wie Collagen und Elastin – eine Zell regenerierende Wirkung. Dazu gibt es noch extra eine Emulsion zur Straffung der Haut.

- Bei leichten Hautverletzungen, Hautirritationen, bei leichten Verbrennungen hat sich ein Aloe Vera-Hautgel aus der Tube bewährt. Man kann es zum Einreiben, aber auch für feuchte Umschläge verwenden. Das Hautgel hat einen sehr hohen Aloe Vera Gel-Anteil. Es fördert den Selbstheilungsprozess der Haut.

- Vor dem Sport, nach dem Sport, bei Muskel-Verspannungen und für Wohlfühl-Massagen sollte man eine Aloe Lotion einsetzen, mit der man die Durchblutung fördern, gestresste, verkrampfte Muskeln lockern kann. Ein Spezial-Tipp für die kalte Jahreszeit: Lösen Sie etwas von der Massage-Lotion in heißem Wasser auf und inhalieren Sie bei einer Erkältung die aufsteigenden Dämpfe, etwa 10 Minuten lang. Oder reiben Sie die Lotion abends vor dem Schlafen gehen in die Brust ein. Das löst etwaigen Husten und Verschleimung.

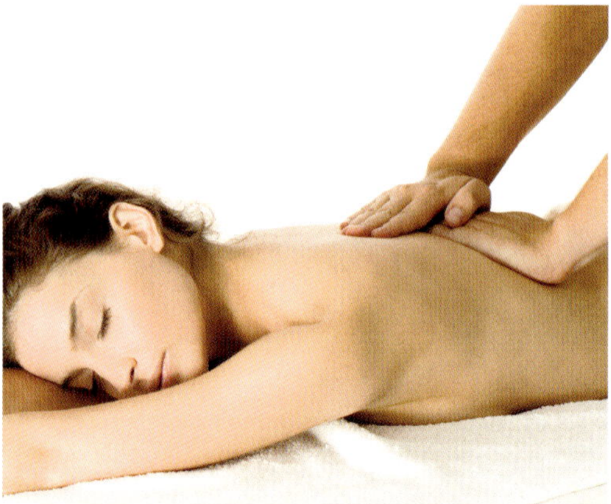

- Haben Sie gewusst, dass es sogar ein alkoholfreies Haarspray auf Aloe Vera-Basis gibt? Er macht das Haar besonders weich, gibt ihm Spannkraft, beugt der Spaltung von Haarspitzen vor, bringt Glanz ins Haar.

- Sehr angenehm für die Haut ist ein Aloe Deodorant Stift, frei von Aluminium-Salzen und Alkohol. Er bietet einen langen Schutz gegen Schweiß, hinterlässt keine Flecken auf der Kleidung und hat einen angenehmen, dezenten Duft. Die Wirkstoffe des Aloe Vera Gels verhindern die Bakterienentwicklung – und damit auch unangenehmen Geruch. Denn man weiß, dass der Schweiß bei einem gesunden Menschen vorerst geruchsfrei aus den Poren kommt und erst durch Bakterien zu riechen beginnt. Dank der Aloe Vera reizt der Deo-Stift auch empfindliche Haut nicht.

- Für Männer, die auf kosmetische Pflege großen Wert legen, gibt es auf Aloe Vera-Basis Aftershave und Feuchtigkeitslotion in einem, außerdem ein Haargel, das man bei trockenem und nassem Haar anwenden kann.
- Ein wichtiger Spezial-Tipp für Frauen in der Schwangerschaft: Damit die Bauchhaut geschmeidig bleibt und keine Risse bekommt, sollten werdende Mütter und später auch junge Mütter die betreffenden Hautstellen jeden Tag mit Aloe Vera Gel einreiben.
- Was die Frauen betrifft, so gibt es heute ein breites Schönheits-Programm auf Aloe Vera-Basis: Von der Pflege der Haare, der Augen, des Gesichtes, der gesamten Körperhaut bis zu den Füßen. Man kann sich im Grunde genommen zuhause ein gesamtes Aloe Vera-Beauty-Center – auch mit dekorativer Kosmetik – einrichten.

Man sieht: Die kosmetische Pflege für Schönheit, Jugendlichkeit und Attraktivität mit Aloe Vera Gel ist sehr umfangreich. Wer mit Aloe Vera bereits gute Erfahrungen gemacht hat, findet hier viele Möglichkeiten.

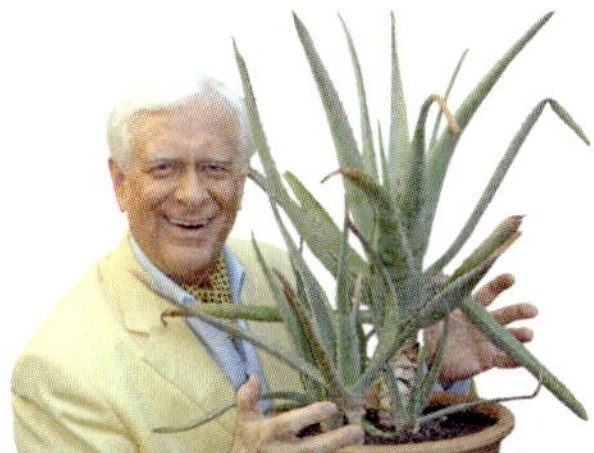

Wissenswertes

Die Wüstenlilie bietet auch eine wunderbare Möglichkeit für eine hochwertige und gesundheitsorientierte Kosmetik: Von Kopf bis Fuß, für Frau und Mann!

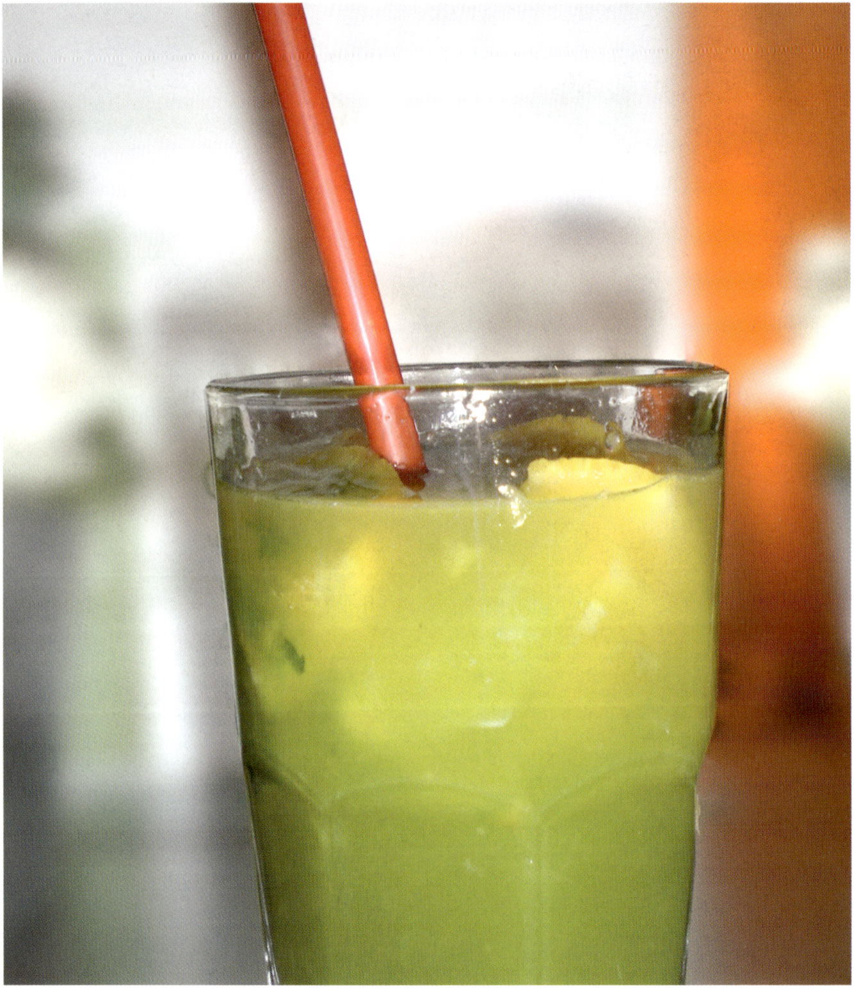

Probieren geht über studieren: Die besten Aloe Vera-Cocktails

Geschüttelt, gemixt oder gerührt: Gesundheit, die man trinken kann!

Der indische Politiker Mahatma Gandhi, eine große Persönlichkeit der Geschichte, hat einmal geschrieben: „Viele wollen wissen, welche geheimnisvollen Kräfte mir während meiner langen Fastenperioden geholfen haben, vital zu bleiben. Es waren der unerschütterliche Glaube an Gott, mein bescheidenes Leben und die Heilpflanze Aloe Vera mit ihrer wohltuenden Wirkung!"

Mahatma Gandhi hat während des Fastens mehrmals am Tag in kleinen Portionen Aloe Vera Gel zu sich genommen. Das ist eine sinnvolle Form, die Immunkraft zu steigern, den Körper beim Entgiften zu unterstützen und die Vitalität zu festigen und zu erhalten.

Doch man kann diese wunderbaren Eigenschaften auch im Wellness-Bereich nützen: fürs Wohlfühlen und Gesundbleiben. Man kann Gästen, Freunden und Verwandten, aber auch sich selbst spezielle Drinks und Cocktails auf der Basis von Aloe Vera Gel mixen. So unter dem Motto: „Gesundheit kann man auch trinken!"

Und Sie werden sehen: Es gibt mit Aloe Vera Gel überaus genussvolle Getränke, die bei jeder Party, bei jedem Empfang Aufsehen erregen und Begeisterung hervorrufen werden.

Ich habe für Sie einige interessante und köstliche Rezepte zusammengetragen. Probieren Sie den einen oder anderen Drink einfach einmal aus:

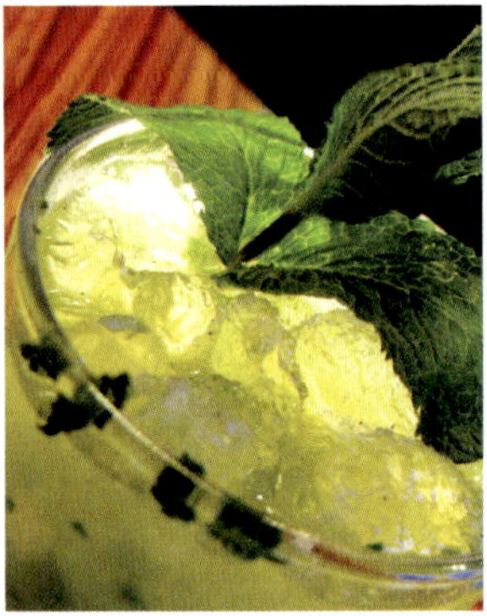

Vital Mojito

Sie brauchen dazu:
Aloe Vera Gel, 1 Limette, 2 frische Minze-Zweige, etwas Zucker, Ginger Ale.

Das Rezept:
Eine Limette wird in 8 Spalten geschnitten, 6 Stück davon werden in ein Caipirinha-Glas gelegt. Darauf kommt 1 Teelöffel Zucker, 2 frische Minze-Zweige. Nun wird alles mit einer Gabel zerdrückt. Danach werden 3 bis 5 cl Aloe Vera Gel darüber gegossen. Das Glas wird mit zerstoßenem Eis gefüllt und mit Ginger Ale aufgefüllt. Umrühren. Fertig. Serviert wird das Glas mit einem Limettenstück am Glasrand.

Green Sunshine

Sie benötigen dazu:
Aloe Vera Gel, 1 Limette, 2 Orangen, Maracuja-Saft und alkoholfreien Blue Curacao.

Das Rezept:
3 cl Aloe Vera Gel, eine halbe Limette, 5 Stück Orangenspalten in ein Glas geben und alles mit einem Stößel zerdrücken. Das Glas wird mit zerstoßenem Eis gefüllt, mit Maracuja-Saft aufgegossen und mit einem Schuss alkoholfreiem Blue Curacao gewürzt. Noch besser schmeckt dieser Cocktail, wenn man den Maracuja-Saft 50 zu 50 mit Mangosaft mischt.

Aloe Sunrise

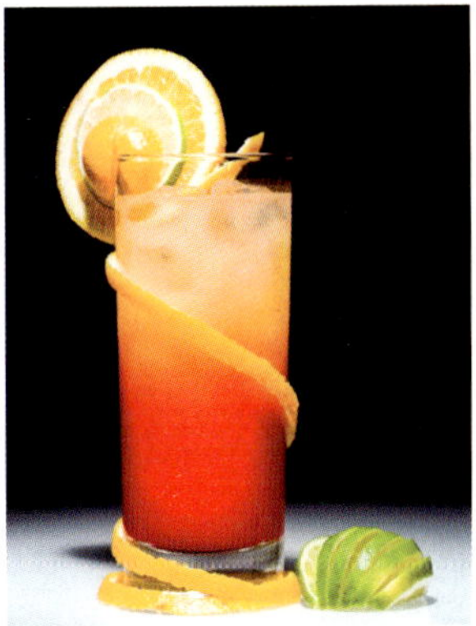

Sie brauchen dazu:
Aloe Vera Gel, frisch gepressten Orangensaft, Zitronensaft und Granatapfelsaft.

Das Rezept:
3 bis 4 cl Aloe Vera Gel und einen Schuss Zitronensaft in ein Glas gießen, das Glas mit zerstoßenem Eis auffüllen und mit Orangensaft aufgießen. Das Ganze kräftig verrühren und etwas Granatapfelsaft dazugeben.

Calcium Power

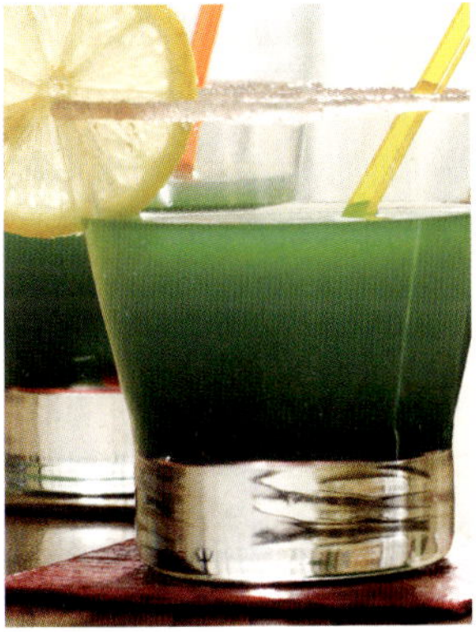

Sie brauchen dazu:
Aloe Vera Gel , Weizengras-Saft, Mineralwasser.

Das Rezept:
3 cl Weizengras-Saft, der soviel Calcium wie Milch hat, 3 cl stilles Mineralwasser und 3 ml Aloe Vera Gel lange und gut verrühren. Kalt servieren.

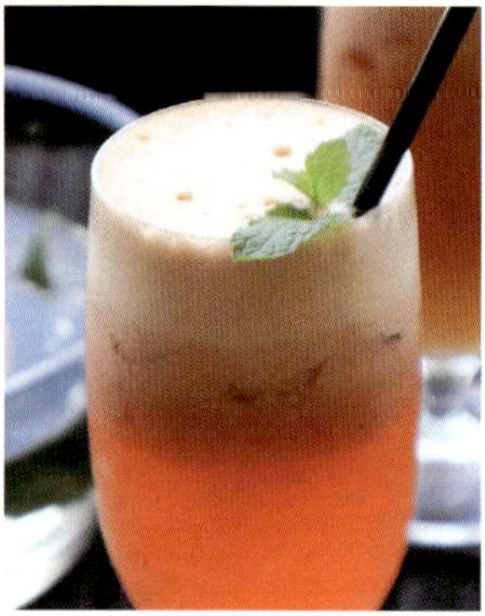

Nordic-Walking-Drink

Sie brauchen dazu:
Aloe Vera Gel, Zitronensaft, Maracuja-Saft, Karottensaft.

Das Rezept:
Mischen Sie in einem Shaker 4 ml Aloe Vera Gel mit 1 Teelöffel Zitronensaft, 2 cl Maracuja-Saft und 4 cl Karottensaft. Gießen Sie die Mischung in ein Glas und füllen Sie es mit zerstoßenem Eis auf. Man sollte den Drink vor und nach dem Nordic Walking trinken. Man nimmt dabei Vitamine, Mineralstoffe und Spurenelemente auf, die Kraft geben.

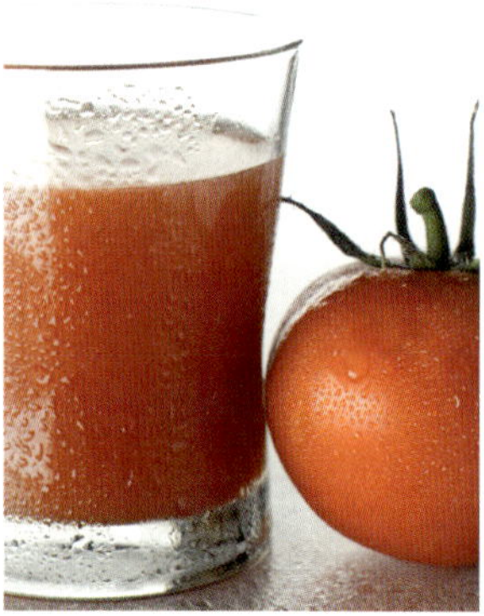

Herz-Kreislauf-Cocktail

Sie brauchen dazu:
Aloe Vera Gel, Tomatensaft, Karottensaft, Kräutersalz, Pfeffer.

Das Rezept:
Mischen Sie im Shaker 4 ml Aloe Vera Gel, 5 cl Tomatensaft, 5 cl Karottensaft, etwas Salz und Pfeffer und gießen Sie das Ganze in ein Glas. Füllen Sie dieses mit zerstoßenem Eis auf.

Anti-Schnupfen-Drink mit viel Vitamin C

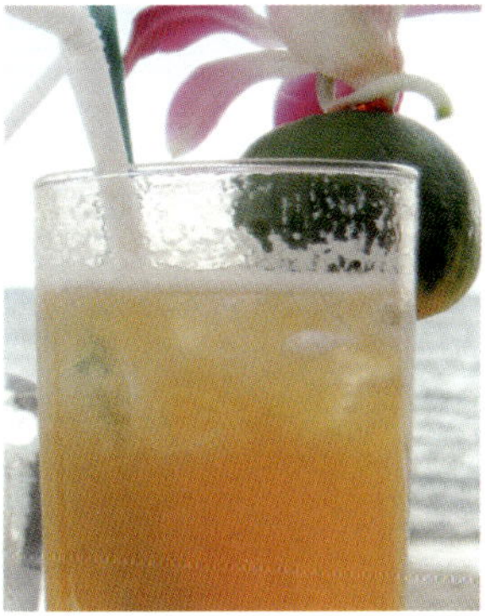

Sie brauchen dazu:

Aloe Vera Gel , naturtrüben Apfelsaft, Sanddorn-Sirup, frisch gepressten Orangensaft, Ananassaft, Wasser.

Das Rezept:

3 cl naturtrüber Apfelsaft, 1 cl Sanddorn-Sirup, 3 ml Aloe Vera Gel, 5 cl Orangensaft und 3 cl Ananassaft werden mit etwas Wasser im Shaker gemixt, in ein Glas gegossen. Das Glas wird mit zerstoßenem Eis aufgefüllt.

Augen-Cocktail nach langer Arbeit am Computer

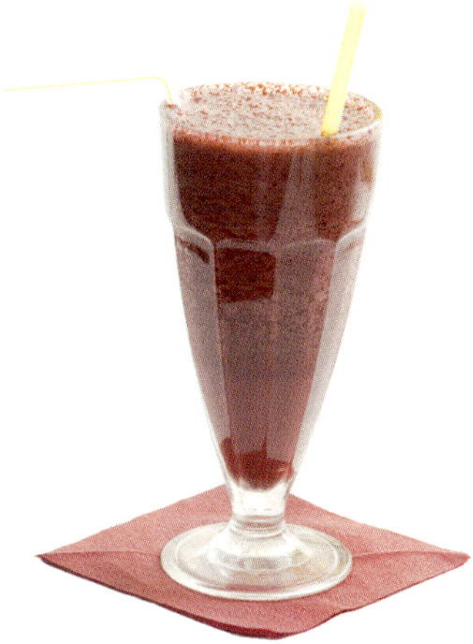

Sie brauchen dazu:

Aloe Vera Gel, Heidelbeer-Muttersaft.

Das Rezept:

5 cl Aloe Vera Gel und 1/8 Liter Heidelbeer-Muttersaft werden gemischt, in ein Glas gefüllt und kühl in kleinen Schlucken getrunken.

Sowohl das Aloe Vera Gel als auch der Heidelbeersaft stärken die Netzhaut.

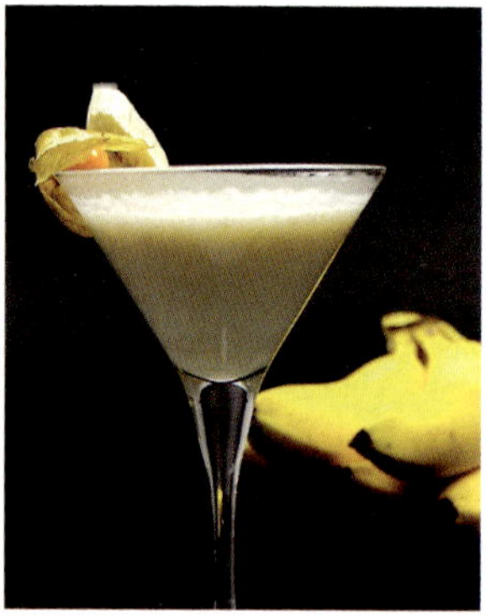

Wohlfühl-Drink

Sie brauchen dazu:
Aloe Vera Gel, 1 Banane und 1 Mandarine.

Das Rezept:
5 cl Aloe Vera Gel werden im Mixer mit 1 geschälten Mandarine und 1 geschälten Banane püriert und in ein Glas gegossen.
Der Drink hilft, im Gehirn Glückshormone aufzubauen, allen voran Serotonin und Norepinnephrin. Er macht damit stark gegen Stress.

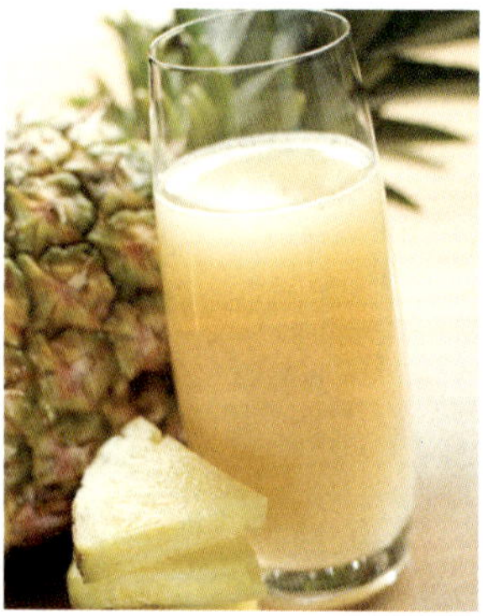

Abnehm-Cocktail

Sie brauchen dazu:

Aloe Vera Gel, Ananas-Saft und Gurkensaft.

Das Rezept:
5 bis 6 cl Aloe Vera Gel werden mit ¼ Liter Ananas-Saft und 3 Esslöffel frisch gepresstem Gurkensaft miteinander verrührt, in ein Glas gegossen und sollten langsam in kleinen Schlucken getrunken werden.
Diese Kombination fördert den Abbau von Fettpölsterchen am Körper.

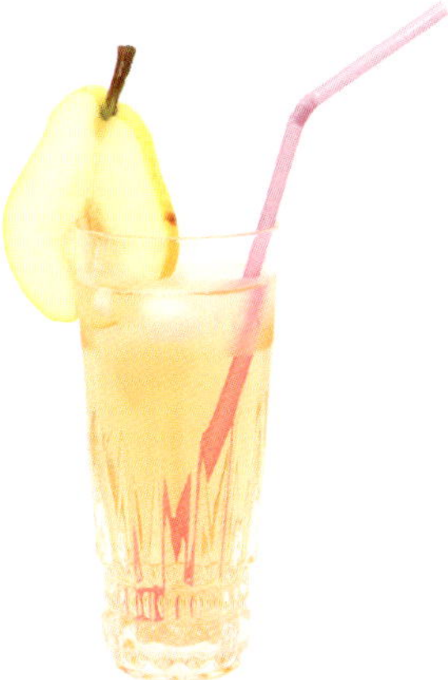

Clever-Cocktail

Sie brauchen dazu:
Aloe Vera Gel , 3 saftige, reife Birnen, grünen Tee.

Das Rezept:
Pürieren Sie im Mixer 3 reife, süße Birnen, geschält und entkernt, gießen Sie 5cl Aloe Vera Gel und 5 Esslöffel grunen Tee dazu. Trinken Sie diese Mischung kalt in kleinen Schlucken. Dieser Cocktail regt die Gehirnfunktion an.

Entspannungs-Drink

Sie brauchen dazu:
Aloe Vera Gel, hochwertigen Blütenhonig.

Das Rezept:
Verrühren Sie in 6 cl Aloe Vera Gel 2 Esslöffel Honig. Trinken Sie diese Mischung langsam in kleinen Schlucken nach einem stressreichen Tag 30 Minuten vor dem Zubettgehen. Sie werden dann entspannt und gelöst einschlafen.

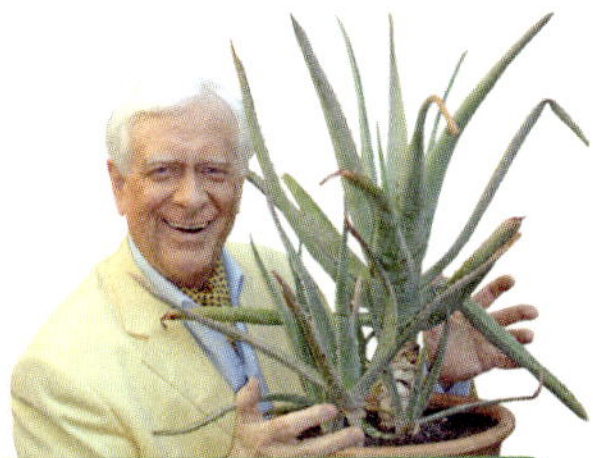

Wissenswertes

Ob zum Entspannen oder für geistige Fitness, ob zum Entschlacken oder gegen die ersten Anzeichen eines Schnupfens: Probieren Sie einen der köstlichen, gesunden Aloe Vera Cocktails aus – Sie und Ihre Lieben werden begeistert sein!

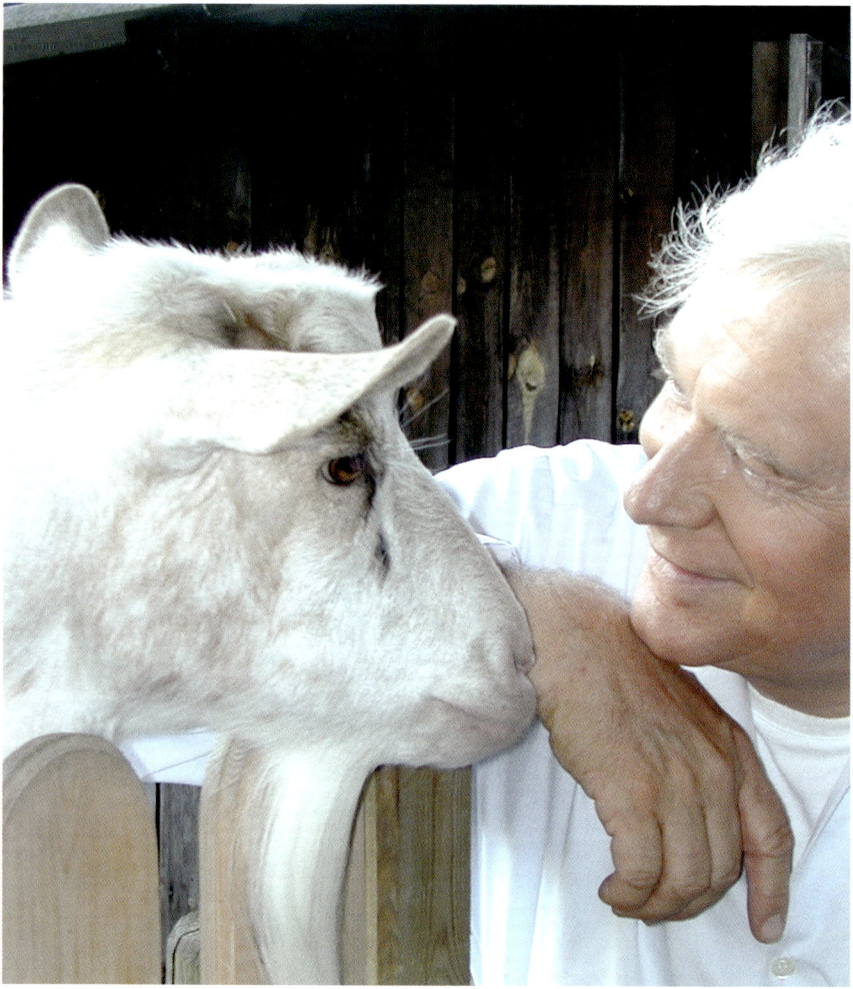

Tierisch gut von Kopf bis Fuß!

So kann die Aloe Vera auch unseren Tieren helfen

Soweit man in der Geschichte der Menschheit zurückblickt: Immer schon haben Tiere in Haus und Hof eine große Rolle gespielt. Auf der einen Seite sind in der Landwirtschaft Nutztiere von großer Bedeutung: Schweine, Rinder, Pferde, Schafe, Ziegen. Auf der anderen Seite verhelfen Haustiere vielen Menschen zu einer besonderen Lebensqualität: Hunde, Katzen, Kaninchen, Meerschweinchen. Pferde spielen heutzutage im Sport eine bedeutende Rolle. Und Hunde sind bei der Polizei und Rettung unentbehrlich. Der Mensch hat dem Tier gegenüber große Verantwortung. Er muss für die gesunde Ernährung und für die Gesundheit seines Lieblings sorgen.

Und da spielt die Aloe Vera mit ihrem wertvollen Gel eine wichtige Rolle. Man kann damit von innen und außen viel für das Tier tun. Und das ist nur wenigen Tierfreunden vertraut. Die Wirkstoffe des Aloe Vera Gels haben einen starken Einfluss auf den Stoffwechsel des Tieres. Sie stärken das Immunsystem, entgiften den Körper und versorgen unsere Lieblinge mit lebenswichtigen Vital- und Nährstoffen. Denn wir wünschen doch intensiv, dass unsere Tiere gesund bleiben, sich wohl fühlen und im Falle einer Erkrankung schnell wieder gesund werden.

Die Wirkung der Aloe Vera bei Tieren ist im Grunde genommen seit dem 17. Jahrhundert bekannt. Bei Tieren hat die Aloe Vera die gleiche Wirkung wie beim Menschen. Sie kann Entzündungen, Viren, Bakterien und Pilze bekämpfen. Und die Aminosäuren und Enzyme im Aloe Vera Gel haben einen regenerierenden Einfluss. Seit dem Jahr 1970 wird die Aloe Vera immer häufiger in der Tiermedizin eingesetzt: bei Pilzerkrankungen, Ohrenentzündungen, bei Allergien. Bei Rennpferden hat sich Aloe Vera Gel bei der Behandlung von Gelenksentzündungen bewährt. Die schmerzenden Stellen werden dick mit Aloe Vera Gel bestrichen. Wie aus Berichten amerikanischer Tierärzte hervorgeht, ist oft schon nach Stunden ein Erfolg zu beobachten. Und manche Pferde sind 2 bis 3 Tage später schon wieder einsatzfähig.

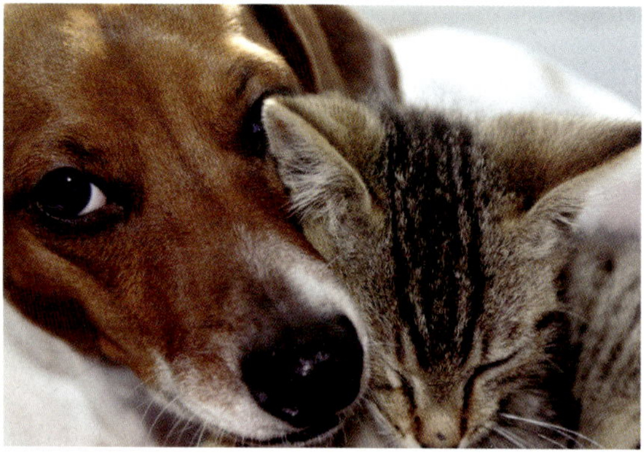

Eine interessante Beobachtung erzählt man sich in den USA von kalifornischen Farmern: Jungkälber, die mit der Flasche aufgezogen werden müssen, werden seltener krank, wenn der Milch etwas Aloe Vera Gel beigegeben wird. Und sobald bei den Kühen Aloe Vera Gel ins Trinkwasser gemischt wird, geben die Tiere mehr Milch.

Äußerlich angewendet ist das Aloe Vera Gel eine wertvolle Naturarznei zur Behandlung von Haut und Fell bei Hunden, Katzen, Pferden, Ziegen und Schafen. Man kann damit Ekzemen, Hautallergien und Mykosen vorbeugen. Man kann Milben verhindern. Und man kann leichte Verletzungen als Erste Hilfe schnell behandeln.

Es kommt bei Tieren sehr oft vor, dass sie sich beim Umhertollen, bei einem Spaziergang durch die Natur oder im Garten verletzen. Man sollte sanft und zart die Wunde mit Aloe Vera Gel reinigen und damit auch weiterversorgen. Am besten eignet sich da bei Tieren Aloe Vera Spray. Damit fördert man die Heilung und beugt gleichzeitig einer Sekundärinfektion durch Schmutz, kleinste Steine oder verklebtes Fell vor. Man sollte aber in jedem Fall unbedingt den Tierarzt aufsuchen.

Es gibt Tierärzte, die vom Aloe Vera Gel begeistert sind. Werden Verletzungen mit dem Aloe Vera Gel versorgt, heilen sie um ein Dreifaches schneller als mit anderen herkömmlichen Präparaten, wurde von den Tierärzten berichtet.

Wenn man nun präventiv die Immunkraft des Tieres stärken möchte, dann sollte man Kuren mit Aloe Vera Gel durchführen.
Die tägliche Mindestration sollte man am besten auf mehrere Portionen pro Tag aufteilen.
Dabei kann das Gel direkt ins Maul gegeben werden. Man kann es auch mit dem Futter vermischen. Die Menge sollte man mit dem Tierarzt besprechen.

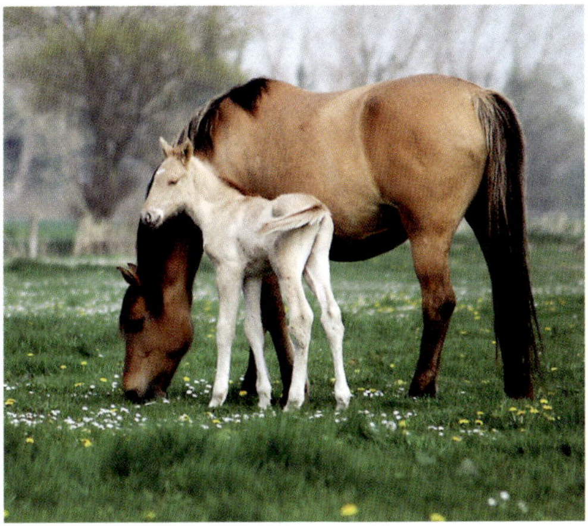

Wenn das Tier krank ist, dann muss der behandelnde Arzt entscheiden, ob er es für sinnvoll hält, unterstützend Aloe Vera Gel zur Stärkung der Immunkraft zu verabreichen. Hier wird die Dosierung in vielen Fällen erhöht.

Das Wichtigste aber für das Tier und den Tierbesitzer: Aloe Vera Gel und spezielle Produkte auf Basis des Aloe Vera Gels schützen und pflegen das Tier und steigern seine Vitalität. Die natürlichen Kräfte der Aloe Vera verhelfen zu einem gesunden, glänzenden Fell, unterstützen die Heilung bei Abschürfungen, bei wunden Stellen und gereizter Haut. Aloe Vera Gel eignet sich bestens zur Reinigung, Pflege und zum Schutz des Fells. Sehr bewährt hat sich speziell für die Tierpflege die Kombination von Aloe Vera Gel mit dem Naturstoff Allantoin. Da gibt es heute für den Tierbesitzer ein breites Wellness-Programm mit vielen verschiedenen Präparaten für die Tierpflege von Kopf bis Fuß.

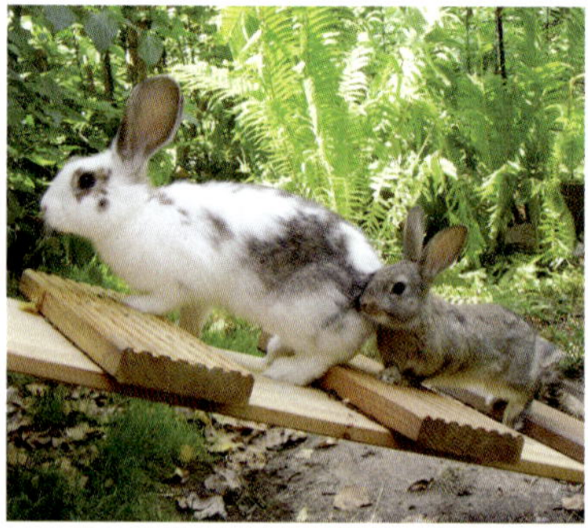

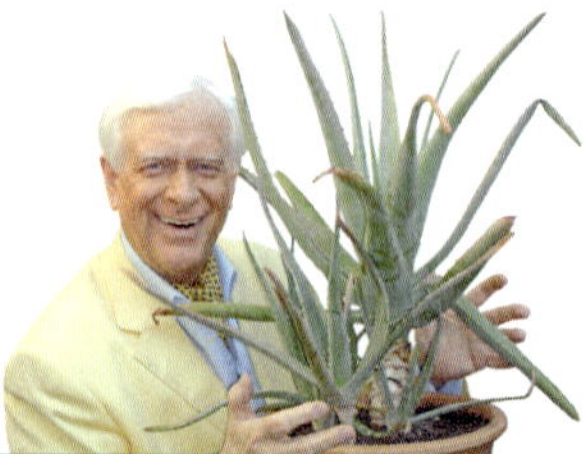

Wissenswertes

Das wissen nur wenige Tierfreunde: Die Wirkstoffe des Aloe Vera Gels haben einen starken Einfluss auf den Stoffwechsel der Tiere. Sie stärken das Immunsystem, entgiften den Körper und versorgen unsere Lieblinge mit lebenswichtigen Vital- und Nährstoffen.

81 Prozent wollen natürliche Wirkstoffe. Die Aloe Vera liegt deshalb voll im Trend!

Ein Nachwort

Im Sommer 2008 wurde gemeinsam mit der Association of the European Self Medication Industry eine aktuelle Nielsen-Studie erstellt. Es wurden dafür 28.000 Internetnutzer in 51 Ländern befragt.

Das Ergebnis: 81 Prozent der Deutschen warten erst einmal ab, bevor sie bei leichten Beschwerden zu Medikamenten greifen. Nur 13 Prozent geben an, dass Sie meistens bei den ersten Anzeichen leichter Befindlichkeitsstörungen Medikamente einnehmen. Das bedeutet allerdings nicht, dass der Großteil der Deutschen bei leichten Beschwerden nichts unternimmt. Sie setzen allerdings auf andere Behandlungsmethoden als Medikamente. Die bekannten natürlichen Hausmittel genießen in Deutschland sehr großes Vertrauen. Bei der Auswahl von rezeptfreien Medikamenten setzen die Deutschen vor allem auf ihre eigenen Erfahrungen.

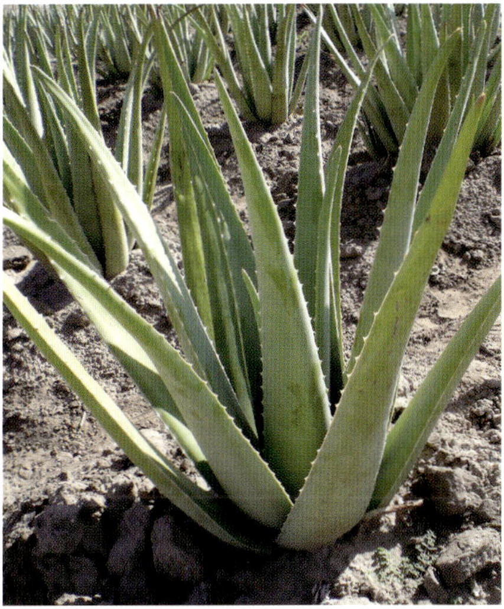

Für 48 Prozent ist es wichtig zu wissen, dass das Naturmittel wirkt, und für 38 Prozent ist wichtig, dass es sicher ist. Außerdem wünschen sich viele Deutsche mehr Informationen über allgemeine Gesundheitserziehung.

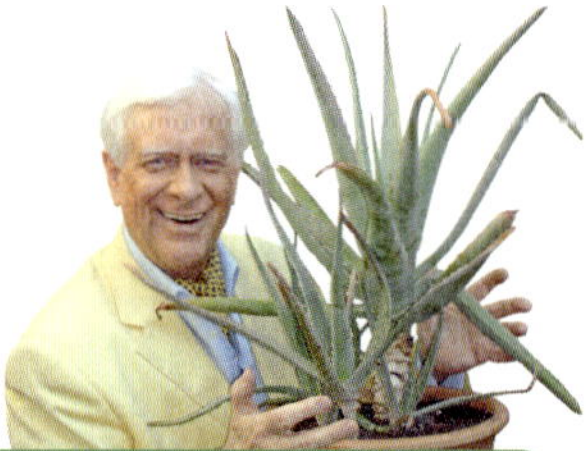

Wissenswertes

Die Nielsen-Studie beweist: Die Aloe Vera mit ihren zahllosen Inhaltsstoffen und ihren vielfältigen Anwendungsmöglichkeiten wird noch an Bedeutung gewinnen, denn sie ist und bleibt eines der interessantesten natürlichen Mittel.

Genau diese Nielsen-Studie beweist: Die Aloe Vera mit ihren zahllosen Inhaltstoffen und ihren vielfältigen Anwendungsmöglichkeiten liegt daher voll im Trend und wird an Bedeutung noch mehr gewinnen. Denn sie ist und bleibt eines der interessantesten natürlichen Produkte.

Prof. Bankhofer schreibt und redet so, wie er lebt

Prof. Hademar Bankhofer, der Autor dieses Buches, ist seit über 35 Jahren als Medizin-Publizist tätig und seit 30 Jahren glühender Anhänger und Befürworter der Aloe Vera Barbadensis Miller.

Er hat über die heilsame Wirkung der Aloe Vera für Gesundheit, Fitness und Schönheit im Laufe dieser Zeit zahllose Essays, Abhandlungen und Kolumnen geschrieben, hat dazu mehrere Hörfunk- und Fernsehsendungen gemacht. Und er setzt diese wunderbare Pflanze auch bei sich selbst ein. Das macht ihn auch so glaubhaft. Ein amerikanischer Journalist hat einmal nach einer Begegnung mit Bankhofer betont: „Er schreibt und redet genau so, wie er lebt. Und das beeindruckt das Publikum."

Prof. Bankhofer ist der Meinung: Speziell in der Prävention und bei der Behandlung von leichten Beschwerden liegt die Bedeutung von natürlichen Mitteln und Hausmitteln.

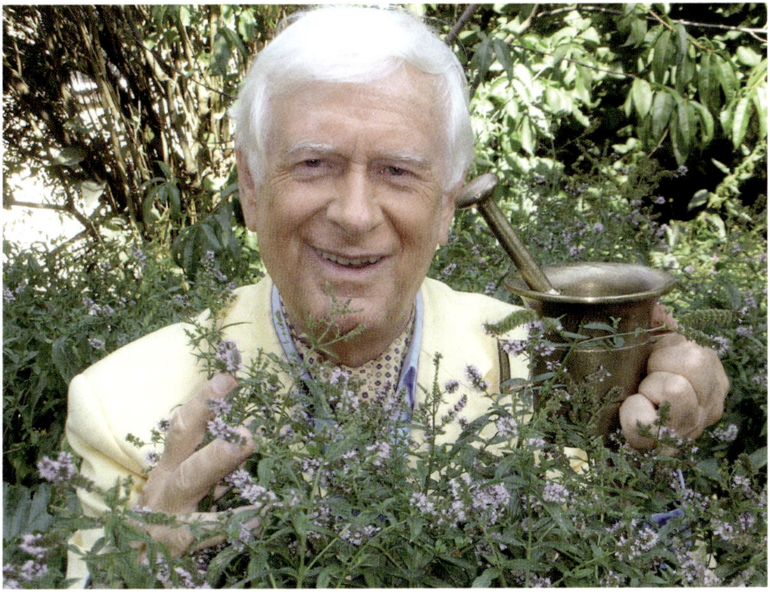

Prof. Hademar Bankhofer, geboren 1941, lebt als freier Schriftsteller in Österreich, hat bisher 45 Bücher geschrieben, von denen einige Bestseller geworden sind. Er studierte an der Universität Wien Jus, Publizistik, Germanistik und Philosophie, arbeitet seit dem Jahr 1985 eng mit dem Institut für Sozialmedizin an der Universität Wien zusammen, folgte im Jahr 1996 der Einladung an die weltberühmte Harvard- und an die Tufts-Universität in Boston, USA, und durfte im selben Jahr in Zusammenarbeit mit dem angesehenen Weizmann Institut in Jerusalem ein internationales Symposium zum Thema Immunologie moderieren.

„Der beste Arzt ist die Natur.
Sie heilt drei Viertel aller Krankheiten und spricht nie ein
böses Wort über einen Kollegen."

Galen

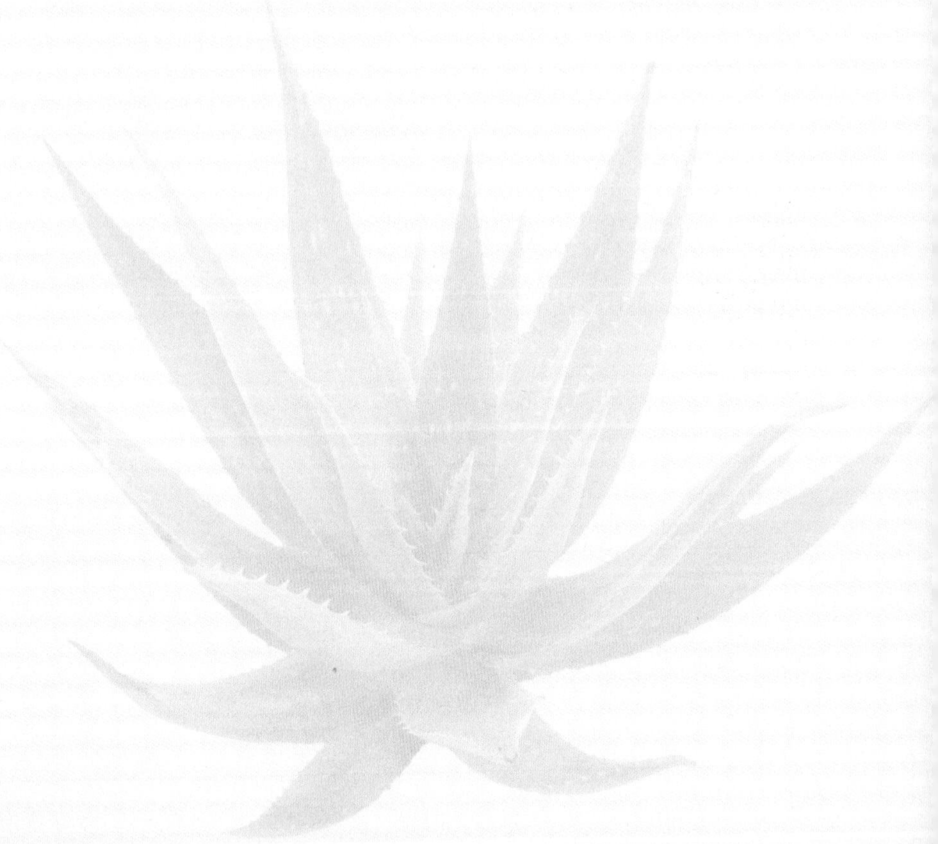